Zuckerkrank
Hinweise für Diabetiker, die kein Insulin spritzen

W0171676

OMR Dr. sc. med. Klaus Peter Ratzmann

Zuckerkrank

Hinweise für Diabetiker,
die kein Insulin spritzen

VEB Verlag Volk und Gesundheit
Berlin 1990

Ratzmann, K. P.:
Zuckerkrank : Hinweise für Diabetiker, die
kein Insulin spritzen / K. P. Ratzmann. –
1. Aufl. – Berlin : Verl. Volk u. Gesundheit,
1990. – 88 S. : 14 Abb.

ISBN 3-333-00375-9

1. Auflage
ⒸVEB Verlag Volk und Gesundheit Berlin 1990
Lizenz-Nr. 210 (700/44/90)
LSV 2119/2879
Lektor: Marina Krüger
Typographie: Gisela Deutsch
Hersteller: Antje-Catrin Jäckel
Printed in the German Democratic Republic
Gesamtherstellung:
INTERDRUCK Graphischer Großbetrieb Leipzig,
Betrieb der ausgezeichneten Qualitätsarbeit III/18/97
Umschlaggestaltung und Illustrationen: Manfred Bofinger
Sachillustrationen: André Großmann
Bestell-Nr.: 534 671 8
00450

Inhaltsverzeichnis

Einleitung

Liebe Leserin, liebe Leser!

Die Zuckerkrankheit, in der Fachsprache *Diabetes mellitus* genannt, gehört zu den häufigsten Stoffwechselerkrankungen. Fast vier Prozent unserer Bevölkerung, das sind weit über eine halbe Million Menschen, leiden daran. Tritt der Diabetes mellitus beim Erwachsenen oder im fortgeschrittenen Lebensalter auf, so ist gewöhnlich keine Behandlung mit einer Insulinspritze erforderlich. Die Krankheit wird häufig überraschend im Rahmen anderer ärztlicher Untersuchungen festgestellt, ohne daß sich vorher Beschwerden eingestellt haben. Gerade deshalb ist es oft schwer für den Betroffenen, seine Lebensweise entsprechend dem ärztlichen Rat umzustellen. Das Buch soll Ihnen helfen, Ihre Krankheit besser zu verstehen und Sie über die Grundlagen der Diabetesbehandlung informieren. Es soll auch dazu beitragen, Ihnen die anfänglichen Sorgen zu nehmen, die sich natürlich am Beginn einer solchen Krankheit einstellen. Eine Besserung und Normalisierung kann nur erreicht werden, wenn sie selbst aktiv bei der Behandlung mitwirken. Deshalb ist es notwendig, daß Sie ihre Krankheit und wesentliche Behandlungsgrundsätze genau kennen und begreifen. Dann werden Sie in der Lage sein, Hinweise und Empfehlungen Ihres Arztes bzw. der Schwester richtig zu verstehen und anzuwenden, möglichen Komplikationen vorzubeugen und sich Ihre Lebensfreude zu erhalten.

Klaus Peter Ratzmann

Was ist Diabetes mellitus?

Der Diabetes mellitus (Zuckerkrankheit) ist eine Stoffwechselkrankheit, bei der die Zuckerverwertung des Organismus gestört ist. Ein erhöhter Gehalt an Zucker im Blut, in der Fachsprache auch *Hyperglycämie* genannt, ist das augenfälligste Zeichen dieser Stoffwechselstörung. Es handelt sich um eine chronische, d. h. nach ihrem Auftreten lebenslang dauernde Erkrankung. Um das Wesen der Zuckerkrankheit zu verstehen, ist es notwendig, einige allgemeine Grundlagen des Stoffwechsels zu kennen.

Das Wesen der Zuckerkrankheit

Alle Lebensvorgänge des Körpers sind mit einem ständigen Energieverbrauch verbunden. Selbst bei körperlicher Ruhe, im Schlaf, für die Aufrechterhaltung der Körpertemperatur, für die Herzarbeit sowie für viele andere Körperfunktionen benötigt der Organismus **Energie.** Deshalb nehmen wir täglich mehrere Mahlzeiten zu uns. Die aufgenommene Nahrung wird über verschiedene Stoffwechselprozesse im Körper in Energie umgewandelt.

Unsere Nahrung besteht aus drei Grundnährstoffen (Kapitel: Grundbegriffe der Ernährungslehre):

▶ Kohlenhydrate   z. B. in Brot, Kartoffeln, Gemüse, Obst, Zucker, Teigwaren, Reis

▶ Eiweiß   z. B. in Fleisch, Milch, Fisch, Käse

9

▶ Fett   z. B. in Butter, Margarine, Spei-
                       seöl, Sahne, Speck.

Die aufgenommene Nahrung muß im Magen und
Darm verdaut werden, um ins Blut gelangen zu können. Verdauung bedeutet eine Aufspaltung der Nahrung in kleine Bruchstücke unter Mitwirkung von Verdauungssäften. Dabei werden die drei Grundnährstoffe
in folgende Einzelbausteine zerkleinert:

Kohlenhydrate   ⟶   Einfachzucker (Glucose)
Eiweiße   ⟶   Aminosäuren
Fette   ⟶   Fettsäuren

Die Einzelbausteine der Nährstoffe sind klein genug,
um über die Darmschleimhaut in den Blutkreislauf zu
gelangen. Auf diesem Wege werden die Nährstoffe zu
den verschiedenen Organen transportiert. Innerhalb der
Körperzellen wird dann ein Teil der Nahrungsmittel-
bausteine in Energie umgewandelt, die zur Aufrechterhaltung der Körperfunktionen benötigt wird. Ein gewisser Anteil wird jedoch in eine Speicherform
überführt und als Energiereserve für eine spätere Ver-
wendung eingelagert. Kohlenhydrate werden in der Leber und Muskulatur gespeichert. Glucose kann jedoch
auch in den Fettzellen des Körpers in sog. Neutralfette
umgewandelt und als Reserve im Fettgewebe gespeichert werden. Das Fettgewebe stellt die größte Energiereserve des Organismus dar. Ein normalgewichtiger
Mensch speichert etwa 7 kg Fett. Mit diesem «Energie-
konto» könnte der Körper seinen täglichen Energiebedarf gut einen Monat decken, ohne etwas zu essen.
Glucose ist der wichtigste Energielieferant für den Organismus. Sie kann schnell in Energie umgewandelt
werden, wenn diese während körperlicher Arbeit oder
beim Sport benötigt wird. Bestimmte Organe, z. B. das
Gehirn, sind ganz besonders auf Glucose angewiesen.
Aufgrund der fehlenden Fähigkeit, Nahrungsenergie
10   zu speichern, benötigt das Gehirn einen ständigen

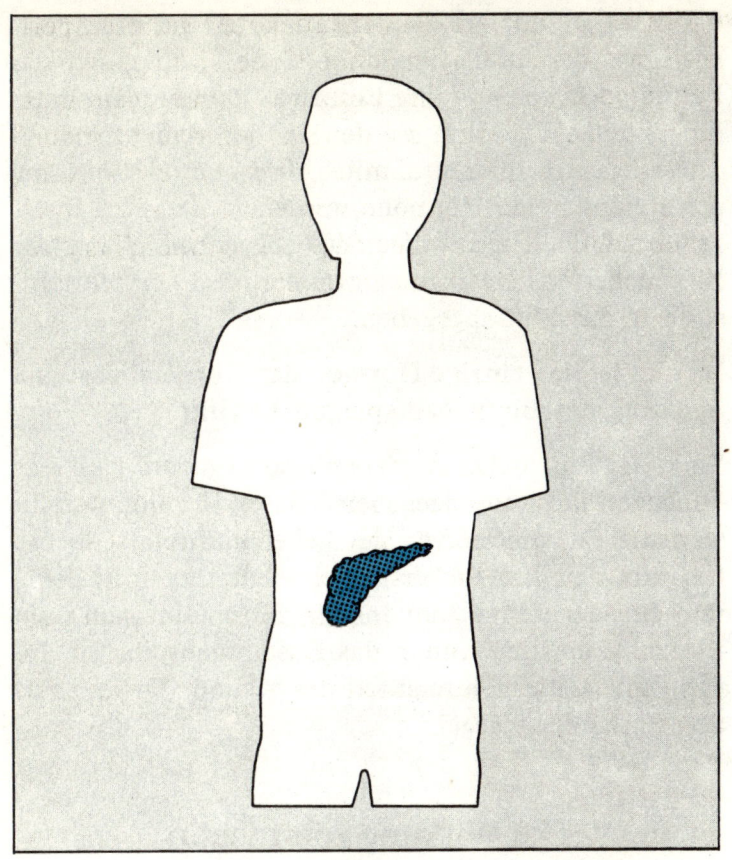

Abb. 1
Form und Lage der Bauchspeicheldrüse

Glucosenachschub. Die kontinuierliche Belieferung des Gehirns mit Glucose ist deshalb ein lebenswichtiger Vorgang. Herz- und Skelettmuskulatur können dahingegen wahlweise Glucose oder Fettsäuren aus den Fettdepots zur Energiegewinnung verwerten.

Funktion der Bauchspeicheldrüse

Die Bauchspeicheldrüse (Pankreas) ist eine Verdauungsdrüse und gleichzeitig eine Hormondrüse. Sie liegt hinter dem Magen im Oberbauch (Abb. 1). Das 11

Pankreas produziert Verdauungssäfte, die eine Aufspaltung der drei Grundnährstoffe Kohlenhydrate, Fette und Eiweiße in ihre Einzelbausteine im Darm ermöglichen. Weiterhin werden in der Bauchspeicheldrüse zwei Hormone, nämlich *Insulin* und *Glucagon*, produziert. Beide Hormone werden in den sog. Inselzellen gebildet und in das Blut abgegeben. Wenn der Blutzucker ansteigt, wird normalerweise vermehrt Insulin in das Blut abgegeben.

Insulin ist das einzige Hormon des Körpers, das eine Senkung des Blutzuckerspiegels bewirkt.

Sinkt der Blutzucker zu stark ab, so wird vom Pankreas Glucagon ins Blut abgegeben. Dieses Hormon mobilisiert die Energiereserven der Leber und setzt Glucose frei, um den Blutzuckerspiegel wieder zu normalisieren. Im Gegensatz zum Insulin führt Glucagon zum Blutzuckeranstieg. Durch das Zusammenspiel von Insulin und Glucagon reguliert der gesunde Organismus den Blutzuckerspiegel.

Die Wirkung von Insulin

Damit die Glucose aus der Blutbahn in die Zellen des Organismus eintreten kann, wird Insulin benötigt. Es gelangt mit dem Blutstrom zu den Körperzellen, die «Empfänger» für die Insulinwirkung besitzen, in der Fachsprache auch *Insulinrezeptoren* genannt. Der Insulinrezeptor hat die Aufgabe, das Insulin zu binden und die Insulinwirkung in das Zellinnere zu übertragen. Sobald sich das Insulin mit einem Rezeptor der Zelloberfläche verbunden hat, kann die Glucose in die Zelle eintreten.

Insulin kann man mit einem Schlüssel vergleichen, der die Tür der Körperzellen für den Eintritt von Glucose öffnet (Abb. 2). Fehlt das Insulin oder besteht ein Defekt im Bereich des «Empfängers» der Insulinwirkung,

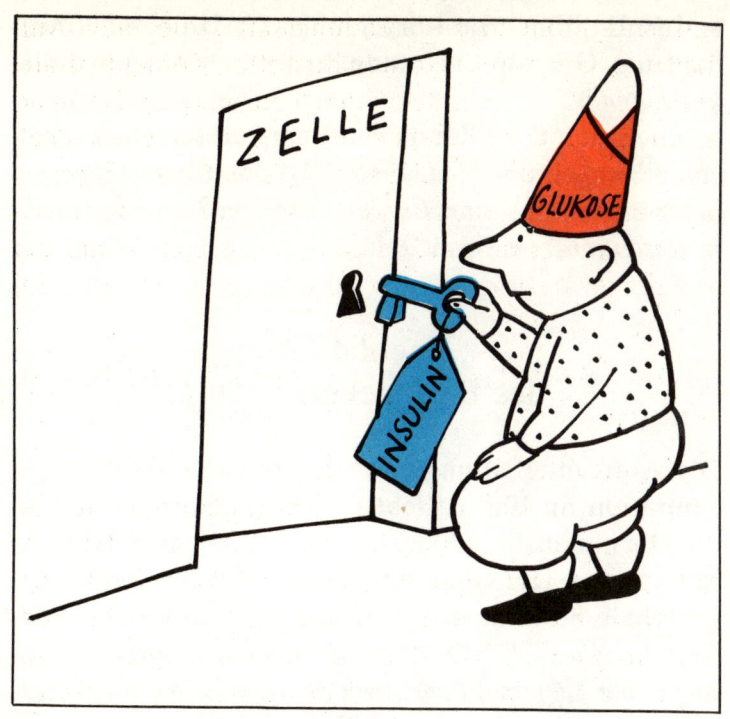

Abb. 2
Wirkungsprinzip Insulin (Schlüssel – Schloß)

d. h. im Bereich der Insulinrezeptoren, so kann die Glucose nicht in die Körperzellen gelangen.

Weiterhin hat das Insulin die Aufgabe, das «Bankkonto» des Körpers für Energievorräte zu überwachen. Überschüssige Glucose, die nicht unmittelbar zum Energiegewinn zur Aufrechterhaltung von Körperfunktionen benötigt wird, kann mit Hilfe von Insulin in das Reservekohlenhydrat *Glycogen* umgewandelt werden. Glycogen wird in Leber- und Muskelzellen gespeichert.

Ist nach Auffüllung dieser Energiespeicher noch überschüssige Glucose im Blut vorhanden, so wird diese durch Insulin in Fett umgewandelt, und dient dem Körper als Langzeitenergiereserve.

Die wesentlichen Wirkungen des Insulins lassen sich wie folgt zusammenfassen:

13

▶ Insulin öffnet die Körperzellen für Glucose, ermöglicht die Glucoseverwertung und wirkt somit *blutzuckersenkend*.

▶ Es fördert die Bildung von Energiereserven in Form von Glycogen und Fett. Insulin ist das einzige Hormon des Körpers, das eine *Umwandlung von Nahrungsenergie in Reserveenergie* ermöglicht.

Regulation des Blutzuckerspiegels

Die Aufrechterhaltung einer bestimmten Glucosekonzentration im Blut ist lebenswichtig, da ohne Glucose die Organe, insbesondere das Gehirn, nicht funktionieren können. Der Glucosespiegel wird vom Organismus innerhalb bestimmter Grenzen reguliert. *Normalerweise liegt der Blutzuckerspiegel morgens vor der ersten Mahlzeit nicht über 5,6 mmol/l und nach den Mahlzeiten steigt er gewöhnlich nicht über 8,5 mmol/l an.*

Nahrungsaufnahme führt zum Blutzuckeranstieg (Kapitel: Das Wesen der Zuckerkrankheit). Der erhöhte Blutzuckerspiegel stellt ein Signal für die Bauchspeicheldrüse dar, Insulin abzugeben. Selbst eine geringe Erhöhung der Blutglucose bewirkt eine Ausschüttung von Insulin, um den Blutzuckerspiegel wieder zu normalisieren. Durch dieses Wechselspiel zwischen Blutzuckeranstieg nach den Mahlzeiten und Insulinausschüttung schwankt der Blutzuckerspiegel im Verlauf des Tages nur innerhalb enger Grenzen.

Nach längerem Fasten fällt der Blutzuckerspiegel ab. Sinkt er zu stark, so können die Organe des Körpers nicht mehr richtig arbeiten. Besonders das Gehirn ist gefährdet. Daher schützt sich der Körper vor einem Blutzuckerabfall unter eine kritische Grenze. Er tut das, indem gespeicherte Glucose aus den Glycogenvorräten von Leber und Muskulatur freigesetzt und in die

Blutbahn abgegeben wird. Das geschieht mit Hilfe

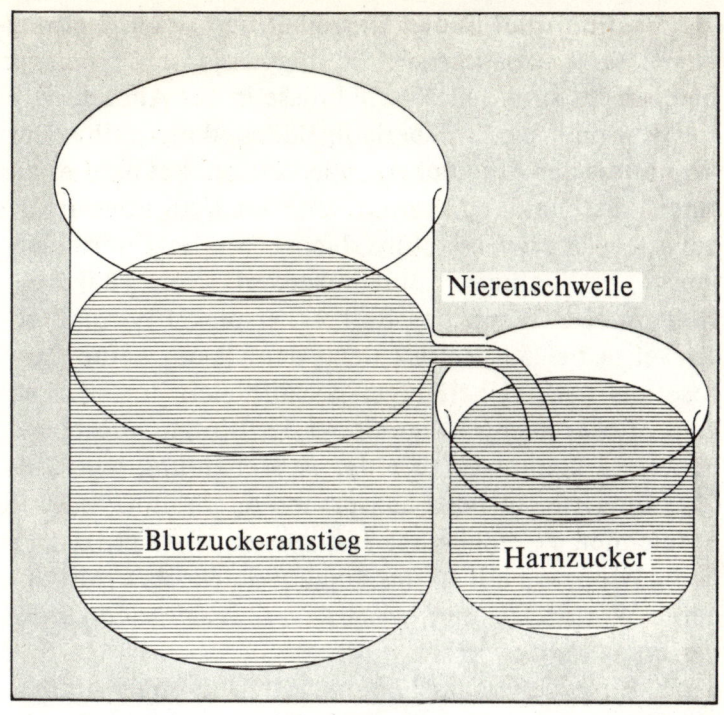

Abb. 3
Nierenschwelle

zahlreicher Hormone, die vom Körper in die Blutbahn ausgeschüttet werden, wie *Glucagon, Adrenalin, Glucocorticoide* u. a. Diese Hormone haben eine gemeinsame Wirkung: Sie mobilisieren die Glucose aus den Energiedepots des Organismus und erhöhen damit den Blutzuckerspiegel.

Zusammenhang zwischen Blutzucker und Harnzucker

Beim gesunden Menschen mit einem normalen Blutzuckerspiegel ist niemals Glucose im Harn nachweisbar. Steigt der Blutzuckerspiegel jedoch über einen bestimmten Grenzwert an, so schafft es die Niere meist nicht mehr, den Urin zuckerfrei zu halten. Glucose 15 tritt aus dem Blut in den Urin über. *Mit dem Urinzucker verliert der Körper Energie.*

Vereinfacht sind diese Verhältnisse in der Abbildung 3 am Beispiel eines Überlaufgefäßes dargestellt. Der Grenzwert der Blutzuckerkonzentration, bei dem es zu einer Ausscheidung von Glucose im Urin kommt, ist die sog. *Nierenschwelle* für Glucose. Sie liegt normalerweise bei einem Blutzuckerwert von 8,0 bis 10,0 mmol/l. Wenn der Blutzuckerspiegel normal ist, d.h. etwa bei 5,0 mmol/l liegt, dann kann keine Glucose aus dem «Überlaufgefäß» abfließen. Im Urin ist kein Zucker nachweisbar. Steigt der Blutglucosespiegel höher, so kommt es zu einer Ausscheidung von Glucose im Urin, in der Fachsprache auch als *Glucosurie* bezeichnet. Je höher der Blutzucker ansteigt, um so mehr Glucose läuft in das andere Gefäß über. Mit anderen Worten, *die Zuckermenge im Urin spiegelt die Höhe des Blutzuckers wider.*

Eine Harnzuckerausscheidung stellt deshalb immer ein Warnzeichen für eine unbefriedigende Stoffwechseleinstellung beim Diabetiker dar (Kapitel: Wann ist ein Stoffwechsel gut eingestellt?).

Die Arten der Zuckerkrankheit

Es werden zwei Typen der Zuckerkrankheit unterschieden (Abb. 4). Beiden gemeinsam ist der erhöhte Blutzuckerspiegel. Die Ursachen und die Behandlung unterscheiden sich jedoch. *Der insulinabhängige Diabetes mellitus (Typ I)* tritt meist bei Kindern und Jugendlichen sowie im jüngeren Erwachsenenalter auf. Bei diesen Patienten sind die insulinproduzierenden Zellen des Pankreas durch entzündliche Prozesse so stark geschädigt worden, daß die Insulinproduktion vollständig oder stark eingeschränkt ist. Der Insulinmangel führt dazu, daß sich die Glucose unverwertet im Blut anstaut. Die Betroffenen, meist schlanke Personen, müs-

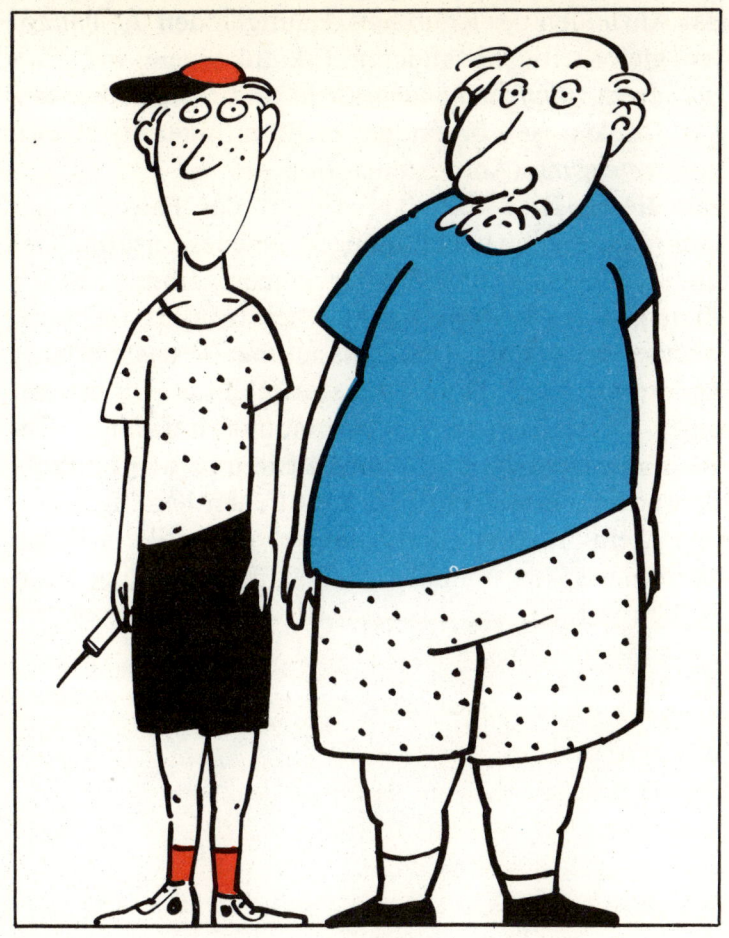

Abb. 4
Typen des Diabetes mellitus

sen deshalb von Anbeginn der Krankheit mit Insulin behandelt werden.

Der insulinunabhängige Diabetes mellitus (Typ II) kommt am häufigsten vor. Zahlenmäßig gehören mehr als 90 % aller Zuckerkranken diesem Diabetestyp an. Gewöhnlich tritt diese Form der Erkrankung im mittleren, besonders aber im fortgeschrittenen Lebensalter auf. Deshalb wurde sie früher als *Erwachsenentyp* oder *Altersdiabetes* bezeichnet. Neben einer erblichen Veranlagung ist das *Übergewicht* der wichtigste Faktor für das Ausbilden der Krankheit. Häufig leiden die Patienten gleichzeitig an anderen Erkrankungen, wie *Bluthochdruck, Blutfetterhöhung, Gicht* und *Gefäßverkalkung* (Arteriosklerose), besonders in Form einer *Herzkranzgefäßverengung* (Angina pectoris).

Bei diesen Diabetikern produziert das Pankreas anfangs noch genügende Mengen eigenes Insulin. Der Defekt liegt im Bereich der glucoseverbrauchenden Zellen, d. h., die Wirksamkeit des Insulins im Stoffwechsel ist gestört. Die Behandlung ist deshalb eine andere als beim Typ-I-Diabetes mellitus. Oft ist mit einer Diabetikerkost in Verbindung mit einer Gewichtsreduzierung eine Normalisierung der Blutzuckerwerte zu erreichen. Die Betroffenen benötigen primär kein Insulin. Bei einigen Diabetikern kann allerdings später einmal eine Insulinbehandlung erforderlich werden.

Ursachen
des Typ II-Diabetes

Im Gegensatz zum Typ I-Diabetes (=kein körpereigenes Insulin) ist bei den meist übergewichtigen Typ II-Diabetikern eine noch ausreichende körpereigene Insulinproduktion vorhanden. Die Insulinbereitstellung nach Nahrungsaufnahme ist aber in ihrem Ablauf gestört, sie erfolgt verzögert.

Wir haben gelernt, daß Insulin wie ein «Schlüssel» die Zellen des Körpers für den Eintritt von Glucose öffnet (Kapitel: Die Wirkung von Insulin). Beim Typ II-Diabetiker kann das Insulin aus folgenden Gründen seine Funktion nicht mehr voll entfalten:

▶ Die Anzahl der Insulinrezeptoren auf der Oberfläche der Körperzellen ist vermindert. Damit stehen dem Insulin weniger «Schlüssellöcher» zur Verfügung. Die Zellen können nicht mehr geöffnet werden.

▶ Die Fähigkeit der Insulinrezeptoren zur Bindung von Insulin ist vermindert. Damit ist die Signalübertragung der Insulinwirkung in das Zellinnere gestört. Man muß sich das so vorstellen, daß die «Schlüssellöcher» auf der Zelloberfläche in ihrer Form verändert sind. Das wird besonders bei den Fettzellen des Körpers augenscheinlich. Lagern sie viel Fett ein, vergrößern sich die Zellen, die Zelloberfläche wird gedehnt, die Rezeptoren verformen sich. Der «Schlüssel» (=das Insulin) paßt nicht mehr zum veränderten «Schlüsselloch».

Beide Veränderungen an den Körperzellen führen dazu, daß Insulin seine biologische Wirkung nicht mehr voll entfalten kann. Mit anderen Worten, die Gewebe des Körpers, besonders die Muskulatur, die Leber und das Fettgewebe, sind unempfindlich gegenüber Insulin geworden. Das körpereigene Insulin reicht nicht mehr zur normalen Zuckerverwertung aus. Die *Insulinunempfindlichkeit* des Körpers, in der Fachsprache als *Insulinresistenz* bezeichnet, *ist die Ursache des Blutzuckeranstiegs.*

Bei übergewichtigen Typ II-Diabetikern ist die Insulinunempfindlichkeit der Gewebe besonders ausgeprägt. Je größer die Menge an gespeichertem Körperfett, um so größer ist die Insulinunempfindlichkeit des Organismus.

Die hohen Blutzuckerspiegel sind ein Signal für die Bauchspeicheldrüse, ständig Insulin ins Blut abzugeben. Bei übergewichtigen Diabetikern sind deshalb sogar häufig die Insulinspiegel im Blut erhöht. Es befindet sich viel «nutzloses» Insulin im Blut, das infolge der veränderten «Schlüssellöcher» an den Zellen seine Aufgabe nicht erfüllen kann. Deshalb bleibt der Blutzucker weiterhin hoch! Langfristig kann diese dauerhafte Überforderung der insulinproduzierenden Zellen des Pankreas zu deren Erschöpfung führen. Die Insulinproduktion reicht dann nicht mehr aus, und es kann eine Insulinbehandlung erforderlich werden.

Das wichtigste Ziel ist es deshalb, die Insulinempfindlichkeit des Körpers wieder herzustellen. Durch Gewichtsabnahme und regelmäßige körperliche Bewegung kommt es zur Einschmelzung des Fettdepots. Die großen, prall gefüllten Fettzellen nehmen wieder ihre ursprüngliche Form an. Die «Schlüssellöcher» für das Insulin (Insulinrezeptoren) an den Zellen der glucoseverbrauchenden Gewebe normalisieren sich wieder in Zahl und Form. Das Insulin findet wieder ein passendes Schloß und kann seine Funktion im Zuckerstoffwechsel erfüllen. Glucose kann in die Zellen eintreten, der erhöhte Blutzuckerspiegel sinkt ab. Die Bauchspeicheldrüse wird entlastet.

Ist der Typ II-Diabetes eine Erbkrankheit?

Ein erblicher Einfluß wird schon lange vermutet, der Erbmechanismus ist aber noch nicht restlos aufgeklärt. Dafür spricht vor allem eine familiäre Häufung der Zuckerkrankheit. Nachkommen von diabetischen Eltern tragen ein größeres Risiko, einen Typ II-Diabetes zu bekommen, als Kinder von gesunden Eltern. *Nicht aber der Diabetes selbst, sondern die diabetische Erbanlage wird von den Eltern mitgegeben.* Auch bei Geschwistern, besonders aber bei eineiigen Zwillingen, ist das Risiko dann hoch, wenn ein Geschwisterteil bereits einen Typ II-Diabetes hat. Dagegen spielt ein Erbfaktor bei denjenigen Diabetikern, die sofort Insulin spritzen müssen (Typ I), eine untergeordnete Rolle.

Auf der Grundlage groß angelegter Familienuntersuchungen von Diabetikern hat man berechnet, daß die sog. diabetische Erbanlage bei ca. 20–25 % der Bevölkerung vorkommt. Allerdings kann man derzeitig den Defekt der Erbanlage noch nicht bestimmen, wie das bei gewissen anderen vererbbaren Krankheiten bereits mit modernen Methoden möglich ist. Etwa vier Prozent der Gesamtbevölkerung leiden an Diabetes. Das bedeutet, daß nicht jeder Träger einer diabetischen Erbanlage zwangsläufig an einem Diabetes erkranken muß. Mit anderen Worten, wenn in der Familie ein Typ II-Diabetes vorkommt, muß die Krankheit nicht an die Nachkommen weitergegeben werden. Nach unseren heutigen Vorstellungen sind neben einer gewissen erblichen Veranlagung diabetesfördernde Umweltfaktoren von Bedeutung. Dazu zählen in erster Linie *Überernährung*, verbunden mit Bewegungsmangel und das daraus resultierende *Übergewicht*. Aber auch bestimmte Belastungssituationen, wie Infektionserkrankungen, Streß, Phasen hormoneller Umstellungen (z.B. Wechseljahre) u.a., können den Ausbruch der Zuckerkrankheit begünstigen.

Bedeutung von Überernährung und Übergewicht

Unsere Ernährungsgewohnheiten haben sich ungünstig verändert. So ist der Fettverbrauch innerhalb der letzten 100 Jahre etwa um das Dreifache angestiegen. Eine ähnliche Entwicklung wurde beim Zuckerverzehr beobachtet. Der gesteigerte Zuckerkonsum geht jedoch nur zur Hälfte zu Lasten des Haushaltszuckers. Der Zuckergehalt in Fruchtsaftgetränken und anderen Nahrungsmitteln (Tomatenketchup, Mayonnaise, Soßen u. a.) wird häufig nicht bedacht. Nicht zu unterschätzen ist die Energiezufuhr in Form alkoholischer Getränke. Ein Gramm Alkohol liefert fast doppelt so viel Energie, wie ein Gramm Glucose. *«Zu viel, zu süß, zu fett»* – so sind unsere Eßgewohnheiten charakterisiert.

Die überschüssige Glucose aus der Nahrung kann mit Hilfe von Insulin zu Fett umgewandelt werden. Folglich vergrößern und vermehren sich die Fettzellen und damit die Fettspeicher des Körpers. Es entwickelt sich eine Übergewichtigkeit.

Neben der Über- und Fehlernährung sind unsere Lebensgewohnheiten durch einen Mangel an körperlicher Bewegung gekennzeichnet. Abnahme körperlich schwerer Arbeit, sitzende Lebensweise, wenig Fußwege – infolge Benutzung von Auto und öffentlichen Verkehrsmitteln – sind typisch für unsere Gegenwart.

Speicherung von überschüssiger Nahrungsenergie und ungenügender Energieverbrauch infolge Bewegungsarmut fördern in gleicher Weise die Entstehung des Übergewichts. Falsche Lebensgewohnheiten, wie Überernährung und Bewegungsmangel sind Schrittmacher der Zuckerkrankheit. *Das Übergewicht spielt zusammen mit einer gewissen erblichen Belastung* die entscheidende Rolle bei der Entstehung der Krankheit.

Kann man vorbeugen?

Gehen wir davon aus, daß Überernährung und Übergewicht auf der Grundlage einer gewissen Erbanlage den Ausbruch der Zuckerkrankheit geradezu herausfordern, so liegt die Vorbeugung auf der Hand: *Gewichtsabnahme!* Mit der Einschmelzung des Fettgewebes kehrt die Insulinempfindlichkeit des Organismus zurück, die beim Übergewicht vermindert ist. Insulin kann seine Funktion voll wirksam im Zuckerstoffwechsel erfüllen. Die Bauchspeicheldrüse wird nicht überfordert.

Es gibt sog. Diabetesvorstadien, in der Fachsprache *Glucosetoleranzstörung* genannt, die der Arzt mit einem Zuckerbelastungstest (Glucosetoleranztest) feststellen kann. Ein solches Diabetesvorstadium tritt häufig gemeinsam mit anderen Erberkrankungen auf, wie Übergewicht und Fettstoffwechselstörungen, Gicht, Bluthochdruck, Durchblutungsstörungen an Herz und Extremitäten u. a. Es gibt zahlreiche Beweise, daß sich ein Diabetesvorstadium durch eine gesunde Ernährung und regelmäßige körperliche Aktivität zurückbilden kann. Die Vorbeugung besteht also nicht in einer vorübergehenden oder dauernden Einnahme von Medikamenten, sondern in einer Umstellung von Ernährungs- und Lebensgewohnheiten. Die Zusammenhänge sind in der nachfolgenden Abbildung 5 dargestellt.

Was sind die Symptome der Zuckerkrankheit

Steigt der Blutzucker bis zu einem gewissen Grenzwert an, so kommt es zu einer Ausscheidung von Glucose im Urin (Glucosurie); (Kapitel: Zusammenhang zwischen Blutzucker und Harnzucker). Da Glucose der wichtigste Energielieferant für den Organismus ist, verliert der Körper Energie. *Mattigkeit und verminderte Lei-*

Energiereduzierte
Ernährung

Regelmäßige körperliche
Aktivität

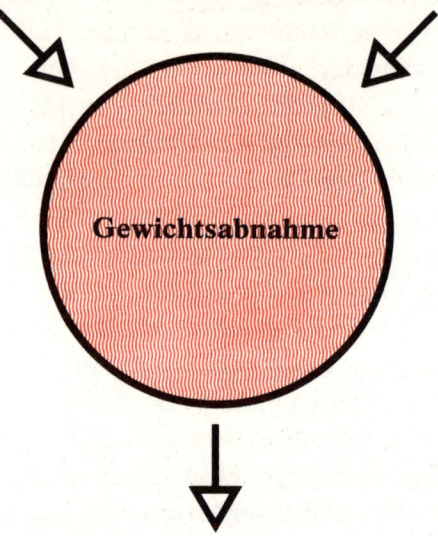

Gewichtsabnahme

Normalisierung der
Insulinempfindlichkeit der Gewebe

Verbesserung der Insulinwirkung

Senkung des Blutzuckerspiegels

Entlastung der Bauchspeicheldrüse

stungsfähigkeit, sowie schnelle Ermüdung stellen sich ein.

Der ständige Verlust von Energie in Form von Harnzucker führt zur Mobilisation der Speicherenergie in Leber, Muskulatur und Fettgewebe.

Der hohe Zuckergehalt im Urin verursacht einen ständigen Harndrang. Es werden große Urinmengen ausgeschieden, der Körper verliert Flüssigkeit. *Durstgefühl* und *steigende Trinkmengen* sind die Folge.

Verlust von Flüssigkeit und gespeicherter Energie führen zur *Gewichtsabnahme*. Die wichtigsten Symptome der Zuckerkrankheit lassen sich folgendermaßen zusammenfassen:

▶ starkes Durstgefühl in Verbindung mit übermäßigem Urinfluß,

▶ Mattigkeit und verminderte Leistungsfähigkeit in Verbindung mit Gewichtsverlust.

Diese Symptome können einzeln oder gemeinsam auftreten. Es kann jedoch Ausnahmen geben, wo der Diabetes diese typischen Beschwerden nicht macht. Das ist besonders dann der Fall, wenn die Krankheit im fortgeschrittenen Lebensalter auftritt. Ist der Blutzucker ohne die genannten Symptome über längere Zeit erhöht, so können sich folgende Anzeichen einstellen:

▶ Hautjucken,

▶ Hautinfektionen, schlecht heilende Entzündungen oder Wunden,

▶ Sehstörungen,

▶ Kribbeln und Taubheitsgefühl an Händen und Füßen.

Abb. 5
Zusammenhang zwischen Körpergewicht, Insulinwirkung und Blutzuckerspiegel

Was Diabetiker wissen müssen

Ein gut behandelter Diabetiker läßt sich vom Gesunden kaum unterscheiden. Er kann voll am Berufs- und Familienleben teilnehmen, Sport treiben und an allen Aktivitäten beteiligt sein. Um das zu erreichen, muß er gut über seine Krankheit informiert sein, denn die Behandlung hat er täglich *selbst* durchzuführen. Der Arzt kann nur der Ratgeber sein.

Grundbegriffe der Ernährungslehre

Wir haben gelernt, daß unsere Nahrung die drei Grundnährstoffe *Kohlenhydrate, Fette* und *Eiweiße* enthält (Kapitel: Das Wesen der Zuckerkrankheit). Hinzu kommen Ergänzungsstoffe, wie Mineralien (z.B. Kochsalz), Spurenelemente (z.B. Eisen, Magnesium), Vitamine, Wasser und die sog. Nahrungsbegleit- oder Ballaststoffe.

Wir haben bereits erfahren, daß die Nahrungsenergie zur Aufrechterhaltung der Körperfunktionen benötigt wird (Kapitel: Das Wesen der Zuckerkrankheit).

Der Energiegehalt der Grundnährstoffe wird in *Kilojoule (kJ)* angegeben. Früher wurden *Kilokalorien (kcal)* als Berechnungseinheit verwendet. Diese Angaben sind noch in vielen Büchern zu finden. Beide Maßeinheiten lassen sich ineinander umrechnen:

$$4{,}2 \text{ kJ} = 1 \text{ kcal}$$

Dabei liefern:

1 g Kohlenhydrat	⟶	17 kJ (4,1 kcal)
1 g Eiweiß	⟶	17 kJ (4,1 kcal)
1 g Fett	⟶	39 kJ (9,3 kcal).

Ein nicht zu unterschätzender Energielieferant, der nicht zu den Nährstoffen gehört, ist der Alkohol:

$$1 \text{ g Alkohol} \longrightarrow 33 \text{ kJ } (7,1 \text{ kcal}).$$

Die Aufnahme von Nahrungsenergie sollte dem erforderlichen Bedarf des Körpers entsprechen. Dieser ist individuell unterschiedlich und vom Alter, Geschlecht, Größe und Körpergewicht, vor allem aber von der Art der körperlichen Tätigkeit abhängig.

Unter Berücksichtigung all dieser Faktoren wird der behandelnde Arzt zusammen mit der Diätassistentin jedem Patienten einen individuellen Kostplan vorschlagen (Kapitel: Zusammenstellung eines Kostplanes).

Kohlenhydrate

In unserer üblichen Kost decken die Kohlenhydrate etwa die Hälfte der Nahrungsenergiezufuhr. Alle pflanzlichen Produkte und von den tierischen Nahrungsmitteln nur die Milch sowie einige Milchprodukte enthalten Kohlenhydrate. Die Kohlenhydrate bestehen aus einer unterschiedlichen Anzahl von Zuckerbausteinen. Dabei wird zwischen *Einfach-, Zweifach-* und *Mehrfachzucker* unterschieden.

Einfachzucker ist z. B. der Traubenzucker. Haushaltszucker ist ein Zweifachzucker, Mehrfachzucker ist z. B. die Stärke. Sie besteht aus zahlreichen aneinanderhängenden Zuckerbausteinen (Abb. 6). Alle kohlenhydrathaltigen Nahrungsmittel beanspruchen die Bauchspeicheldrüse unterschiedlich stark.

27

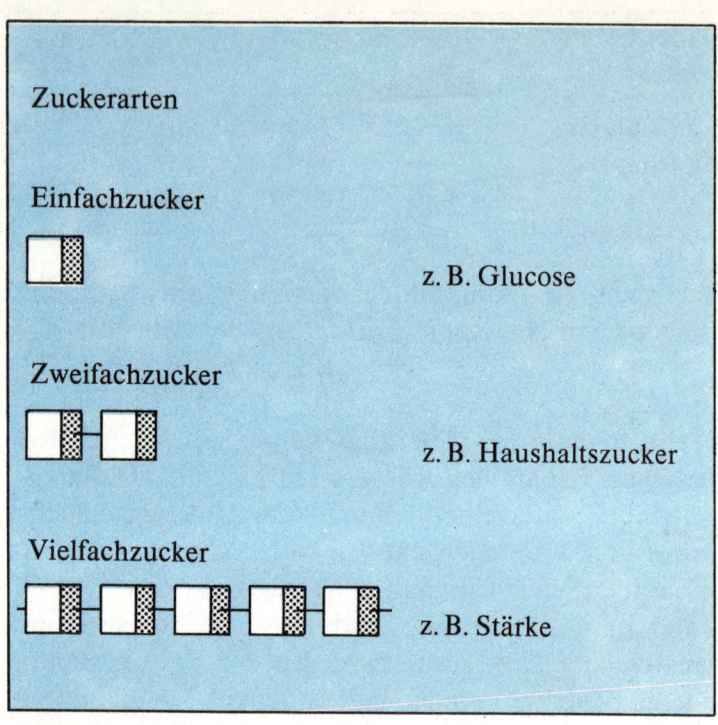

Abb. 6
Aufbau der Zuckerarten

In der Fachsprache werden für die verschiedenen Zuckerarten folgende Begriffe verwendet:

▶ Einfachzucker:	Traubenzucker	= Glucose
	Fruchtzucker	= Fructose
▶ Zweifachzucker:	Haushaltszucker	= Saccharose
	Milchzucker	= Lactose
	Malzzucker	= Maltose
▶ Mehrfachzucker:	Stärke	= Glycogen

Die Einfach- und Zweifachzucker, die in einigen kohlenhydrathaltigen Nahrungsmitteln, wie z. B. gesüßten Fruchtsäften, Schokolade, Kuchen, Gebäck, bestimmten Obstsorten (Birnen, Bananen, Weintrauben) oder

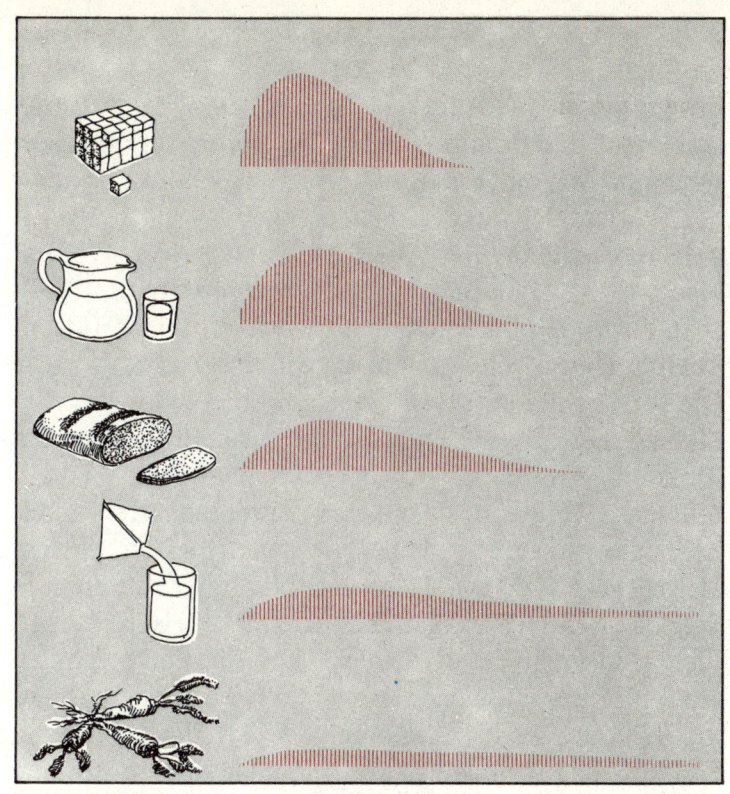

Abb. 7
Blutzuckerverlauf – bei unterschiedlichen Kohlenhydraten

gesüßten Obstkonserven u. a. enthalten sind, erhöhen den Blutzucker schnell.

Dagegen werden stärkehaltige Nahrungsmittel, also Mehrfachzucker, wie Getreideprodukte, Kartoffeln, Reis, Hülsenfrüchte langsam vom Darm aufgenommen. Sie müssen erst in einfache Zuckerbausteine gespalten werden, bevor sie vom Magen und Darm in die Blutbahn gelangen. Das braucht Zeit. Der Blutzucker steigt verzögert an (Abb. 7). Folglich muß die Bauchspeicheldrüse das Insulin auch langsam abgeben. Diabetiker sollten deshalb stärkehaltige Nahrungsmittel bevorzugen. Jeder Diabetiker muß darüber Bescheid wissen, welche Kohlenhydrate zu einem schnellen oder verzögerten Blutzuckeranstieg führen.

Eiweiße

Eiweiß ist ein wichtiger Bestandteil unserer Nahrung und dient der Erhaltung und Erneuerung der Körpersubstanz. Mit einer gemischten Kost wird im allgemeinen ein ausreichendes Eiweißangebot gesichert. Eiweiß kommt in tierischen Produkten wie Fleisch, Fisch, Eier, Milch und Milchprodukten (Quark, Käse), aber auch in pflanzlichen Nahrungsmitteln (Hülsenfrüchte, Gemüse, Getreide, Kartoffeln) vor.

Die verschiedenen Eiweißarten sind nicht gleichwertig. Pflanzliches Eiweiß zum Beispiel in Hülsenfrüchten (Bohnen, Erbsen) ist nicht so hochwertig. Deshalb sollte die Hälfte des täglichen Eiweißbedarfes durch tierisches Eiweiß gedeckt werden (Fleisch, Fisch, Milch, Eier, Quark). In vielen Nahrungsmitteln, die tierisches Eiweiß enthalten, wie z. B. Fleisch, Wurst, Eier, sind auch Fette versteckt. Um die Fettzufuhr zu beschränken, sollte man magere Eiweißträger wählen, wie z. B. Rindfleisch, Kaninchen, Wild, Fisch (Flunder, Zander, Hecht), Magerquark. Die pflanzlichen Eiweiße haben dagegen nur einen minimalen Fettgehalt. Bei den Hülsenfrüchten ist allerdings der Kohlenhydratanteil zu beachten.

Wird dem Organismus nicht täglich eine gewisse Menge Eiweiß zugeführt, so muß er seine eigenen Reserven angreifen. Deshalb wird eine Menge von 1,5 bis maximal 2,0 g Eiweiß pro Kilogramm Körpergewicht empfohlen. Der tägliche Eiweißbedarf eines 70 kg schweren Menschen würde also zwischen 80–120 g, bis maximal 140 g liegen. Etwa 15 bis 20 % des Gesamtenergiebedarfs sollten durch Eiweiß gedeckt werden.

Eiweiß führt nicht unmittelbar zu einem Blutzuckeranstieg!

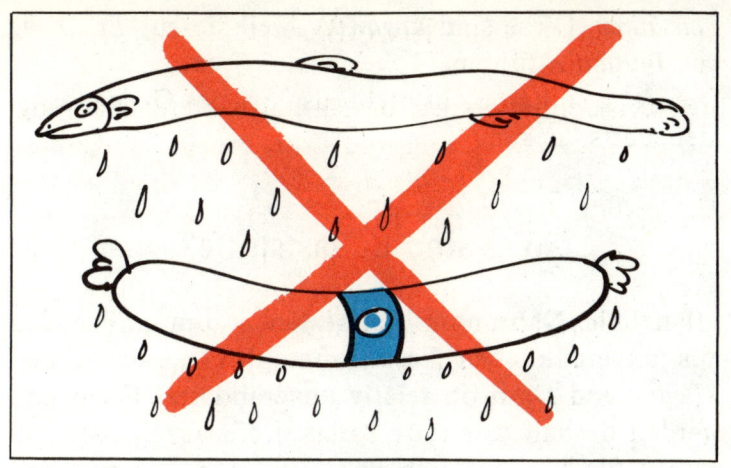

Abb. 8
Versteckte Fette

Fette

Fette sind die energiereichsten Grundnährstoffe. Sie liefern doppelt so viel Energie wie Kohlenhydrate. Zu den Fetten zählen nicht nur die sichtbaren Streich- und Kochfette (z. B. Butter, Margarine, Öl). Im Durchschnitt sind etwa zwei Drittel der von uns aufgenommenen Fettmenge «unsichtbar». Dieses versteckte Fett ist Bestandteil von zahlreichen Fleisch- und Wurstsorten (Abb. 8). Auch in bestimmten Fischarten (Hering, Aal) ist ein hoher Anteil versteckter Fette enthalten. Ebenso sollten Eier wegen ihres hohen Cholesterolgehaltes nicht übermäßig verzehrt werden. Es gilt die Empfehlung, nicht mehr als 3–4 Eier pro Woche zu essen.

Pflanzliche Fette sollten den tierischen bevorzugt werden. Sie sind in sämtlichen Margarinesorten, wie z. B. Cama, Soma und Marella, enthalten. Sie sind reich an sog. *ungesättigten Fettsäuren*, die zu einer *Senkung von erhöhten Blutfettspiegeln* führen. Mindestens die Hälfte des täglichen Fettverzehrs sollte pflanzlicher Herkunft sein. Tierische Fette sind dagegen reich an *gesättigten*

31

Fettsäuren. Diese sind *ungünstig,* weil sie zur *Erhöhung von Blutfetten* führen.

Die Fette sollten nicht mehr als 35% des Gesamtenergiebedarfs decken.

Was sind Ballaststoffe?

Pflanzliche Nahrungsmittel bestehen zum großen Teil aus unverdaulichen Faserstoffen. Sie passieren den Magen und Darm in relativ unveränderter Form und werden deshalb auch als Ballaststoffe bezeichnet. Sie sorgen für eine ausreichende Füllung des Darms und haben einen hohen Sättigungswert. Ballaststoffe verzögern die Aufnahme von Kohlenhydraten und Fetten ins Blut.

Je reicher die Kost an Ballaststoffen ist, um so langsamer steigt der Blutzucker nach dem Essen an.

Als erwünschte Stoffwechselwirkung führt eine faserreiche Kost gleichzeitig zur Senkung erhöhter Blutfettspiegel. Ballaststoffe fördern die Darmbewegung und verhindern Verstopfungen (Obstipationen), die bei übergewichtigen und älteren Patienten häufig vorkommen.

Den Hauptanteil an den unverdaulichen Ballaststoffen bildet die Zellulose der pflanzlichen Zellwände. Daher sind pflanzliche Lebensmittel im allgemeinen reicher an Ballaststoffen als tierische Produkte.

Zu den Nahrungsmitteln mit hohem Ballaststoffgehalt gehören:

▶ Gemüse (besonders Grobgemüse, wie Kohl, Sauerkraut, Möhren, Porree, Sellerie),

▶ Hülsenfrüchte,

▶ Vollkornerzeugnisse, Leinsamenbrot, Naturreis, Vollkornnudeln,

▶ bestimmte Obstsorten, wie z. B. Äpfel, Beerenfrüchte.

Unverarbeitete Nahrungsmittel sind ballaststoffreicher als verarbeitete Produkte. Ein Apfel ist ballaststoffreich, Apfelsaft jedoch nicht.

Was versteht man unter einer «Diabetesdiät»?

Die Kost des Diabetikers entspricht den Grundsätzen einer gesunden Ernährung. Das bedeutet: Sie muß ausreichend an vollwertigem Eiweiß, mäßig an Fett, reich an Ballaststoffen und ausreichend an Kohlenhydraten sein (Kapitel: Zusammenstellung eines Kostplanes). Die Kost des Diabetikers soll ausreichend Vitamine und Mineralstoffe enthalten. Alkohol und Kochsalzverzehr sind zu reduzieren. Sie fördern die Blutdruckerhöhung und damit die Entwicklung von Herz-Kreislauf-Komplikationen (Kapitel: Begleiterkrankungen und Spätfolgen der Zuckerkrankheit). Mit anderen Worten, die sog. «Diabetesdiät» ist weder eine Hungerkost, noch eine besondere «Diät», sondern eine bedarfsgerechte, abwechslungsreiche, schmackhafte und vollwertige Mischkost. Die richtige Ernährung hilft, den Stoffwechsel zu normalisieren und leistungsfähig zu bleiben.
Folgende Regeln sollte jeder Diabetiker beachten:
▶ Übergewichtige Diabetiker müssen ihre Energiezufuhr reduzieren. Normalgewicht anstreben!
▶ Meiden von Zucker und zuckerhaltigen Nahrungsmitteln.
▶ Nahrungsmittel mit hohem Gehalt an Ballaststoffen bevorzugen.
▶ Um die Bauchspeicheldrüse nicht zu überlasten, sollen die Kohlenhydrate gleichmäßig auf 5–6 Mahlzeiten über den Tag verteilt werden.
▶ Wenig Fett und wenig Alkohol.
▶ Kochsalzarme Erzeugnisse bevorzugen. Täglichen Kochsalzverbrauch auf 5–6 g beschränken.

Warum sollen Diabetiker
keinen Zucker essen?

Reine Zucker in Form von Trauben-, Haushalts- oder Malzzucker gelangen schnell vom Magen-Darm-Kanal in das Blut und führen zum raschen Anstieg des Blutzuckers. Das gleiche gilt für bestimmte Nahrungsmittel, die leicht resorbierbare Zucker enthalten:

▶ Brotaufstriche, z. B. mit Zucker gesüßte Konfitüre, Marmelade, Honig, Nougat,

▶ Backwaren, z. B. Kuchen, Kekse, Waffeln, Torten, Gebäcke,

▶ Süßigkeiten, z.B. Bonbons, Pralinen, Schokolade,

▶ Getränke, z. B. Limonaden, Cola, Bier, Süßweine, Liköre, Obstsäfte,

▶ Obstkonserven.

Auch im Handel angebotene Quarkspeisen, Fruchtjoghurte und Fruchtsäfte enthalten Zucker und sind daher für Diabetiker ungeeignet. Einige Obstsorten, besonders Trockenobst, z. B. Rosinen, Datteln und Feigen, lassen den Blutzucker ebenfalls rasch ansteigen. Sie sind gleichermaßen ungünstig für Diabetiker. Muß das nun zur Eintönigkeit im Kostplan führen? *Nein!* Wer abwechslungsreich essen möchte, muß lernen, die verschiedenen kohlenhydrathaltigen Nahrungsmittel untereinander auszutauschen.

Der Begriff der
«Kohlenhydrateinheit» (KHE)

Aus praktischen Gründen werden die Kohlenhydrate nicht nur in Gramm, sondern auch nach der sog. *Kohlenhydrateinheit (KHE)* berechnet.

Eine Kohlenhydrateinheit ist die Menge eines kohlenhydrathaltigen Nahrungsmittels, die 10 g Glucose entspricht.

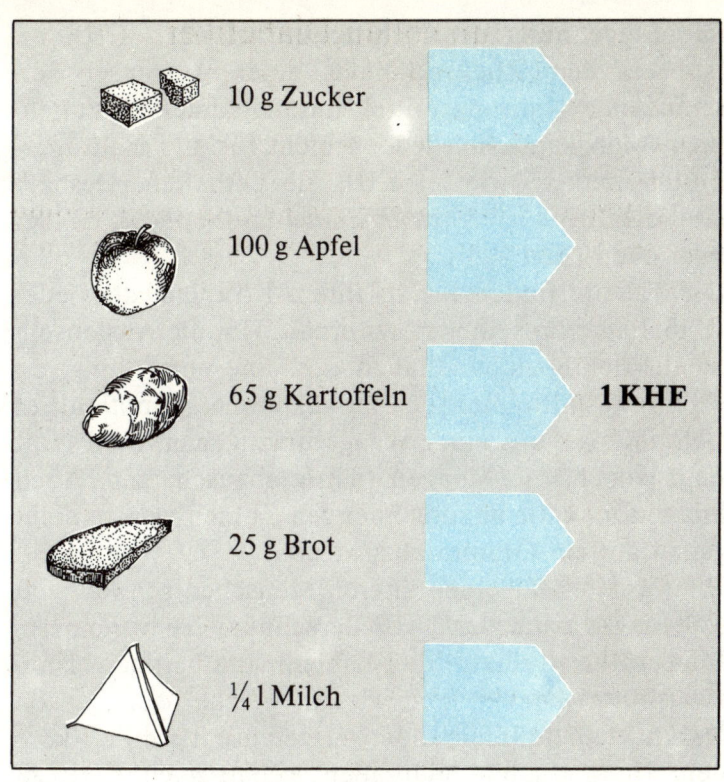

10 g Zucker

100 g Apfel

65 g Kartoffeln   **1 KHE**

25 g Brot

¼ l Milch

Abb. 9
KHE – Vergleich

Sie gibt sozusagen die Wertigkeit des jeweiligen Kohlenhydrates an. Als Vergleich kann folgendes Beispiel dienen: Ein Geldwert von 10 Mark kann in Form einer Münze, als Geldschein oder in Form von 10 Münzen im Wert von je 1 Mark vorliegen. Für den Diabetiker stellt die KHE die Berechnungseinheit, d. h. den «Geldwert» der Nahrung dar (Abb. 9).

1 KHE (= 10 g Kohlenhydrate) sind z.B. enthalten in

▶ einer Scheibe Mischbrot von 25 g oder einem halben Brötchen von ca. 20 g oder

▶ einer mittelgroßen Kartoffel ohne Schale gekocht, von ca. 60 g oder

▶ einem Apfel von 100 g oder

▶ ¼ l Milch.   35

Die Berechnung der Nahrungsmittel nach KHE erlaubt es dem Zuckerkranken, einen Austausch verschiedener Nahrungsmittel untereinander vorzunehmen. Man kann sich jedoch nicht für alle Nahrungsmittel merken, wieviel KHE sie enthalten. Deshalb gibt es eine sog. *Kohlenhydrataustauschtabelle*, in der man nachsehen kann.

Die Tabelle finden Sie in Ihrem Kostplan, den jeder Diabetiker von seinem Arzt erhält. Um die Austauschtabelle richtig zu handhaben, d.h. eine Vorstellung von «Nahrungsmittelmengen» zu bekommen, empfiehlt es sich anfangs, mit einer Waage umzugehen. Bald lernt man jedoch, die Mengen richtig abzuschätzen. Auch braucht man die anzurechnenden Kohlenhydrate nicht genau auf ein Gramm abzuwiegen.

Häufig ist es für einen älteren Menschen schwer, sich seine Kost nach der KHE-Berechnung zu verändern. Man sollte deshalb die kohlenhydrathaltigen Nahrungsmittel kennen und wissen, welche Mengen von Nährmitteln untereinander ausgetauscht werden können. Dann braucht man nicht genau nach KHE zu rechnen. Wichtig ist es zu wissen, daß nicht alle kohlenhydrathaltigen Nahrungsmittel beliebig gegeneinander austauschbar sind, also Brötchen gegen Quark, oder Kartoffeln gegen Äpfel usw. Das ist nur innerhalb bestimmter Gruppen von kohlenhydrathaltigen Nahrungsmitteln möglich, z.B. Obst gegen Obst, oder Gemüse gegen Gemüse (Kapitel: Auswahl kohlenhydrathaltiger Nahrungsmittel im Kostplan).

Zusammenstellung eines Kostplanes

Der Kostplan muß dem Energiebedarf des Körpers entsprechen und in erster Linie die körperliche Belastung berücksichtigen. Auch den persönlichen Eßgewohnheiten ist Rechnung zu tragen. Als Orientierung kann gelten:

Art der körperlichen Belastung	Energieberechnung pro kg Normalgewicht
leichte	ca. 100 kJ (25 kcal)
mittelschwere	ca. 125 kJ (30 kcal)
schwere	ca. 150 kJ (35 kcal)

Nach einer groben Faustregel läßt sich das Normalgewicht folgendermaßen berechnen (Abb. 10):

Körpergröße (in cm) − 100 = Normalgewicht in Kilogramm.

Davon sind ca. 10% abzuziehen. Sind Sie z. B. 170 cm groß, so kann man folgendermaßen rechnen: 170 − 100 = 70 minus 10% (d. h. minus 7 kg) = 63. Ihr Normalgewicht wäre demnach 63 kg.

Der Energiebedarf sollte auf die drei Hauptnährstoffe folgendermaßen verteilt sein:

▶ ca. 50% als Kohlenhydrate,

▶ nicht mehr als 35% der Nahrungsenergie in Form von Fett!

▶ ca. 15% als Eiweiß.

Das Körpergewicht ist ein wichtiger Hinweis dafür, ob mehr Nahrungsenergie aufgenommen wird, als der Körper tatsächlich benötigt. Gewichtszunahme ist deshalb immer Anlaß, mit dem Arzt noch einmal über den Kostplan zu sprechen!

Die Nahrungsmittel, die im Kostplan des Diabetikers enthalten sind, werden dieselben sein, die auch andere Familienmitglieder essen, mit *Ausnahme von Zucker und zuckerhaltigen Speisen* (Kapitel: Warum sollen Diabetiker keinen Zucker essen?).

Durch Fett und Eiweiß wird der Blutzucker nicht unmittelbar erhöht. Der normalgewichtige Diabetiker kann also Fett und Eiweiß in einer vernünftigen Mischkost wie alle anderen Familienmitglieder essen. 37

Gewicht: 63 kg   85 kg
Größe: 170 cm   170 cm
           − 100

70 − 7 kg (≙ 10 %)   85 kg − Normalgewicht (63 kg)
        = 63 kg   = 13 kg

63 kg ≙ Normalgewicht   13 kg Übergewicht

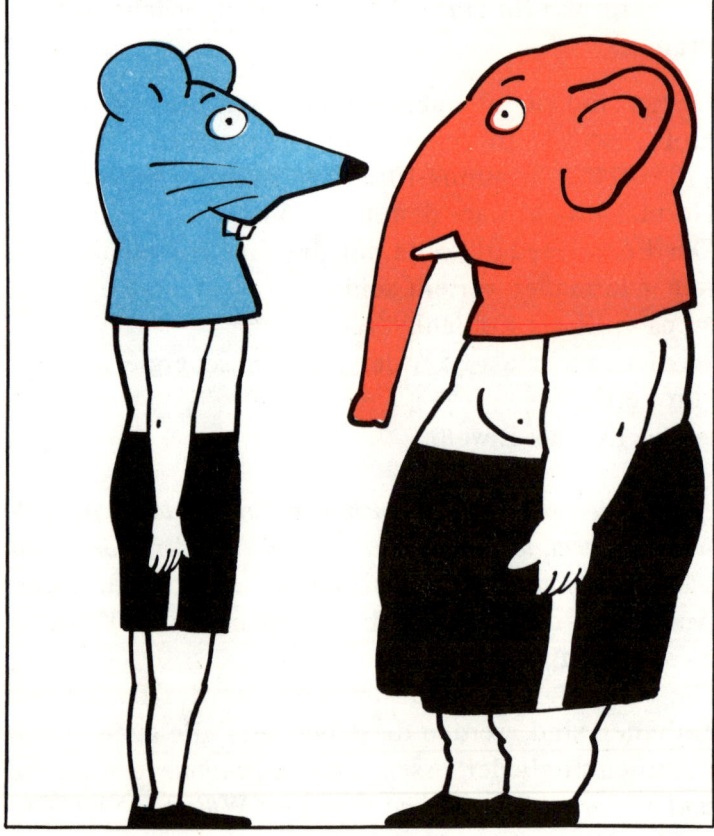

Abb. 10
Berechnung des Körpergewichts

Eine Berechnung ist nicht erforderlich. Er sollte jedoch nicht an Gewicht zunehmen.

Bei den Kohlenhydraten kommt es auf die Auswahl der richtigen Nahrungsmittel an. Sie müssen gleichmäßig in 5–6 Mahlzeiten über den Tag verteilt sein, da die Bauchspeicheldrüse nicht mehr schnell genug Insulin abgeben kann und die Insulinempfindlichkeit des Körpers vermindert ist.

Gewichtsabnahme – warum? – wie?

Wenn ein Diabetiker übergewichtig ist, so ist das nicht nur ein «Schönheitsfehler». Wie wir wissen, kann beim übergewichtigen Typ II-Diabetiker das Insulin nicht mehr richtig wirken. Die Bauchspeicheldrüse muß mehr Insulin produzieren, sie wird ständig überfordert. Das kann dazu führen, daß eine spätere Insulinbehandlung notwendig wird (Kapitel: Ursachen der Stoffwechselstörung beim Typ II-Diabetes).

Das Übergewicht begünstigt gleichzeitig einen Anstieg der Blutfettspiegel. Höhere Blutfettspiegel stellen einen Risikofaktor für Herz-Kreislauf-Erkrankungen, wie z. B. Herzinfarkt und Schlaganfall dar. Darüber hinaus begünstigt das Übergewicht weitere Krankheiten, wie Bluthochdruck, Gallensteine, Gelenkleiden, Bandscheibenbeschwerden, Venenentzündungen.

Eine Gewichtsabnahme ist für den übergewichtigen Diabetiker deshalb von dreifacher Bedeutung:

▶ sie normalisiert den Blutzucker,

▶ sie entlastet die überforderte Bauchspeicheldrüse und kann einer späteren Insulintherapie vorbeugen,

▶ sie beugt weiteren Erkrankungen vor.

Übergewicht kann abgebaut werden, indem *weniger Nahrungsenergie aufgenommen und mehr Energie durch körperliche Belastung verbraucht wird.*

Gewichtsabnahme ist eine Sache der Geduld! Ein Übergewicht hat sich häufig im Verlauf vieler Jahre entwikkelt. Folglich sollte auch das Gewicht langsam abgebaut werden. Die Umstellung der Ernährungs- und Lebensgewohnheiten muß langfristig erfolgen. Es gibt keine Medikamente, wie Appetitzügler oder gewisse Hormone, die allein eine Gewichtsreduktion bewirken. Häufig haben derartige Mittel sogar erhebliche Nebenwirkungen.

Die sog. «Blitz-Diäten», «10-Tage-Diäten», «Hollywood-Diät» u. a. «Außenseiter-Diäten» sind nie von langem Erfolg, haben dafür aber häufig Nebenwirkungen. Sauna, Reistage u. a. führen zwar kurzfristig zu einem Gewichtsabfall, es wird jedoch in erster Linie Wasser ausgeschwemmt, das schnell wieder eingelagert wird.

Es gibt Personen, bei denen eine Gewichtsabnahme trotz Disziplin und Geduld schwerer als bei anderen zu erreichen ist. Solche Patienten haben offensichtlich eine gestörte Energieregulation. Sie benötigen weniger Energie zur Aufrechterhaltung der Körpertemperatur und es wird weniger Energie im Körper verbrannt. Die überschüssige Energie wird bevorzugt als Fett gespeichert.

Im Volksmund werden solche Menschen «gute Futterverwerter» genannt. Mit viel Geduld kann auch bei diesen Patienten langfristig eine Gewichtsreduktion erreicht werden.

Etwa ein Drittel des Nahrungsenergiebedarfs muß eingespart werden, damit die körpereigenen Fettreserven eingeschmolzen werden. Eine gute Grundlage zum Abnehmen bietet eine Kost von ca. 4 200–5 000 kJ (1 000–1 200 kcal) pro Tag. Erfahrungsgemäß kann man mit einer solchen Reduktionskost ca. 1 kg pro Woche an Gewicht abnehmen. Einige Regeln können Ihnen bei der Gewichtsabnahme helfen:

▶ Auf den Energiegehalt (Joulegehalt bzw. Kaloriengehalt) der Nahrung achten. Reduktion der Nahrungsenergie!

▶ Reichlich ballastreiche Kohlenhydrate essen. Geeignete Gemüse und Salate sind «Sattmacher» ohne wesentlichen Energiegehalt (Kapitel: Was sind Ballaststoffe?).

▶ Wasser enthält keine Energie – erhöht aber das Sättigungsgefühl. «Sattmacher» mit hohem Wassergehalt bevorzugen (Gurken, Blumenkohl, Radieschen, Rettich, Tomaten)

▶ Zu den Mahlzeiten reichlich energiefreie Getränke trinken (Mineralwasser, Tee, Kaffee). Das füllt den Magen!

▶ Fett und Alkohol meiden! Beides sind «Kalorienbomben». Alkohol regt den Appetit an!

▶ Wenn Sie Süßes bevorzugen, verwenden Sie Süßstoffe und keine Zuckeraustauschstoffe. Diese haben einen hohen Energiegehalt! (Kapitel: Zuckeraustausch- und Süßstoffe)

▶ Halten Sie sich für den Hunger ein paar energiearme oder wasserreiche «Sattmacher» bereit, wie Diät-Essiggurken, grüne Gurken, Tomaten, Möhren oder Radieschen.

▶ Zum eigenen Ansporn sollten Sie sich zweimal pro Woche wiegen und sich eine Gewichtskurve anlegen.

▶ Regelmäßige körperliche Betätigung, wie Schwimmen, Radfahren, ausgedehnte Spaziergänge, Kegeln oder auch Gartenarbeit unterstützt den Abbau des Übergewichts.

Auswahl kohlenhydrathaltiger Nahrungsmittel im Kostplan

Wir haben gelernt, daß die Kohlenhydrate unserer Kost den Blutzucker unterschiedlich schnell und stark erhöhen (Kapitel: Kohlenhydrate). Das hängt davon ab, ob die Kohlenhydrate viel Einfachzucker (Glucose) oder Mehrfachzucker (Stärke) enthalten. Danach werden die kohlenhydrathaltigen Nahrungsmittel in 5 Hauptgruppen eingeteilt:

1. Brot- und Backwaren	z. B. Weißbrot, Mischbrot, Vollkornbrot, Brötchen, Knäckebrot, Zwieback, Cornflakes
2. Getreideprodukte	z. B. Nudeln, Reis, Grieß, Eierteigwaren, Haferflocken
3. Obst	z. B. Äpfel, Birnen, Sauerkirschen, sämtliche Beerensorten, Bananen, Apfelsinen, Pampelmusen
4. Gemüse	z. B. Hülsenfrüchte (wie Bohnen, Linsen), Möhren, Tomaten, Weiß-, Grün-, Rot- und Blumenkohl, Paprikaschoten
5. Milchprodukte	z. B. Milch, Quark, Joghurt

Eine Reihe von kohlenhydrathaltigen Nahrungsmitteln erhöht den Blutzucker nur geringfügig. Das sind fast alle Gemüsesorten. Sie haben nur einen geringen Kohlenhydratgehalt und brauchen deshalb nicht berechnet zu werden.

Diese Gemüse können bis 200 g je Mahlzeit unberechnet verzehrt werden. Es ist aber nicht nötig, all diese Gemüsesorten auswendig zu lernen. Schauen Sie in Ihrer Kohlenhydrataustauschtabelle nach!

Man sollte sich nur die wenigen Gemüsesorten merken, die anzurechnen sind: Hülsenfrüchte, wie Bohnen, Linsen, grüne Erbsen sowie Möhren und Schwarzwurzeln. Einige Obstsorten brauchen ebenfalls nicht berechnet zu werden. Dazu zählen: Stachelbeeren, Rhabarber, Wassermelone. Alle anderen Früchte und Obstsorten müssen wie kohlenhydrathaltige Nahrungsmittel in der üblichen Weise berechnet werden. Der Kostplan eines Diabetikers sollte im allgemeinen 3–4 KHE Obst täglich enthalten.

Einige Arten von Hartschalenobst, wie Haselnüsse, Erdnüsse und Mandeln brauchen bis zu 10 Stück nicht angerechnet zu werden, ebenfalls Walnüsse und Paranüsse bis zu 5 Stück. Nüsse haben jedoch einen hohen Fettgehalt, teilweise bis zu 50%. Sie sollten deshalb nur in kleinen Mengen genossen werden.

Da die kohlenhydrathaltigen Nahrungsmittel untereinander austauschbar sind, gibt es in Abhängigkeit von der persönlichen Vorliebe verschiedene Möglichkeiten für einen Kostplan. So kann z. B. ein Frühstück von 4 KHE aus 4 Scheiben Toastbrot (= 100 g) oder aus 2 Brötchen (=80 g) bestehen. Es gibt viele Varianten, die mit Hilfe der Kohlenhydrataustauschtabelle zusammengestellt werden können.

Zuckeraustausch- und Süßstoffe

Muß ein Diabetiker für immer auf den süßen Geschmack verzichten? *Nein!* Es gibt prinzipiell zwei Möglichkeiten, den Zucker in der Diät zu ersetzen: *Süßstoffe* und *Zuckeraustauschstoffe.*

▶ **Süßstoffe:** Zu ihnen gehören *Saccharin* und *Zyklamat.* Sie enthalten keine Nahrungsenergie und beeinflussen auch den Blutzuckerspiegel nicht. Sie haben auch keine schädlichen Nebenwirkungen. Saccharin wird in Tablettenform, als *Saccharinetten, Safalinetten* und *Falinetten* im Handel angeboten.

Einen nahezu idealen Süßstoff stellt das Zyklamat dar. Es zeichnet sich durch Koch- und Backfestigkeit aus. Die Süßkraft von Zyklamat ist etwa 30−40mal stärker als die des Haushaltszuckers, aber geringer als beim Saccharin.

Eine Kombination von Saccharin und Zyklamat ist unter dem Namen «*Zückli*» bekannt. «Zückli» gibt es in Tablettenform «Zückli» und auch flüssig als «Zücklisol» in Diätverkaufsstellen, Drogerien sowie in den Diätregalen von Kaufhallen. Beide Erzeugnisse eignen sich gut zum Süßen von Kaffee, Tee und Fruchtsäften aber auch zum Kochen und Backen.

Eine Tablette Zückli oder 10 Tropfen Zückli-sol entsprechen 1 Stück Würfelzucker. Ein Teelöffel Zücklisol = 65 g Zucker. Zückli entfaltet seine Süßkraft oft erst, nachdem die gesüßten Speisen oder Getränke eine Weile standen.

▶ **Zuckeraustauschstoffe:** Zu ihnen zählen z. B. *Fruktose* und *Sorbit*. Sie gehören zu den natürlich vorkommenden Zuckern und müssen infolge ihres Energiegehaltes im Kostplan angerechnet werden. Der Unterschied zu anderen Zuckern liegt darin, daß sie den Blutzucker nur gering ansteigen lassen und kaum Insulin für die Verstoffwechselung benötigen.

Fruktose kommt vor allem im Obst vor. Eine Menge bis zu 30 g pro Tag führt zu keinem nennenswerten Blutzuckeranstieg. Größere Mengen Fruchtzucker können eine Stoffwechselverschlechterung verursachen. Fruchtzucker ist zum Backen und Kochen geeignet. Ein Gramm Fruktose enthält ca. 16 kJ (= 3,9 kcal).

Sorbit wird aus Maisstärke hergestellt. Ein Gramm Sorbit enthält 16 kJ (= 3,9 kcal). Die Süßkraft ist etwa ein Drittel so groß wie die des Haushaltszuckers. Ähnlich wie beim Fruchtzucker ist eine tägliche Menge von 30 g erlaubt und braucht nicht angerechnet zu werden. Der Genuß größerer Mengen kann allerdings zu Blähungen und Durchfall führen. Sorbit eignet sich gut zum Backen und Kochen. Es gibt eine Vielzahl von speziellen Diabetiker-Lebensmitteln, die Sorbit enthalten (Marmelade, Säfte, Schokoladen, Backwaren usw.). Sorbit ist im Handel als

▶ Pulver mit einem Zusatz von 0,1 % Saccharin, bekannt unter dem Namen «Sorbit S Rodleben». Die Süßkraft entspricht der des Zuckers.

▶ «Sorbit S flüssig», ebenfalls mit einem Zusatz von 0,1 % Saccharin.

Spezielle Lebensmittel
für Diabetiker

Speziell für den Diabetiker werden Nahrungs- und Genußmittel unter dem Warenzeichen «ON® Sucrosin» angeboten. Diese Lebensmittel sind durch einen *roten Punkt* gekennzeichnet. Als diätetische Lebensmittel unterliegen sie einer besonderen Kontrolle und Qualitätsprüfung. Sie sind zuckerfrei, enthalten aber Fett, Eiweiß und Kohlenhydrate. Der Gehalt an Kohlenhydraten ist in der Maßeinheit der KHE auf der Beschriftung für diese Nahrungs- und Genußmittel angegeben.

Alle Diabetiker-Lebensmittel können nicht nebenbei verzehrt, sondern müssen entsprechend dem KHE-Wert in den Tageskostplan eingebaut werden. So kann man z. B. einige Waffeln oder Kekse anstelle eines Brötchens als Nachmittagsmahlzeit verzehren.

Einige Beispiele:

▶ Obstkonserven (Kirschen, Apfelmus, Pflaumen, Stachelbeeren u. a.). Sie sind mit Sorbit gesüßt und werden wie rohes Obst berechnet.

▶ Diabetikermarmeladen und -konfitüren, mit Sorbit gesüßt. Bis zu 50 g Marmelade können täglich ohne Anrechnung verzehrt werden (das entspricht 30 g Sorbit).

▶ Diabetikerbackwaren (Kuchen, Kekse u. a.). Sie sind mit Sorbit gesüßt, haben einen hohen Energiegehalt, so daß nur kleine Mengen entsprechend der Kohlenhydrat-Austauschtabelle genossen werden sollten.

▶ Schokolade und kakaohaltige Erzeugnisse (Vollmilch-, Halbbitter-, Bitterschokolade, Pralinen, Nougatstangen). Sie sind mit Sorbit gesüßt und haben einen hohen Fettgehalt.

▶ Diabetikerbonbons bestehen fast 100 % aus Sorbit. Pro Tag sollte eine Sorbitmenge von insgesamt 30 g nicht überschritten werden.

▶ Alkoholfreie Getränke sind mit Sorbit gesüßt (Diabetiker-Cola, Limonade, Sauerkirsch-, Johannisbeer- und Stachelbeersüßmoste). «Diabetli» als Spezialgetränk.

▶Alkoholische Getränke: Diabetikervollbier (eine Flasche enthält 0,3 KHE), Diabetikersekt «trocken», Diabetikerrot-, Weißwein (keine Anrechnung der KHE-Menge).

Im Volksmund werden eine Reihe von Wunderkräutern und Getränken angepriesen, die den Blutzuckerspiegel senken sollen. So werden Tee von Nelkenwurz, Kalmus, Brombeer-, Heidelbeer- und Holunderblättern, Bohnenschalen, vom Goldenen Fingerkraut oder von Mistelzweigen empfohlen. Eine gleiche Wirkung wird dem Salat von frischem Löwenzahn oder Holundersprossen, dem Saft von Sauerkraut oder dem Knoblauch zugeschrieben. *Es gibt jedoch keine Wunderkräuter und Getränke, die den Blutzucker tatsächlich senken.* Andere im Volksmund gerühmte Mittel, wie Wurzeln der Wegwarte, Sellerie, frische Möhren und Porree-Lauch in verschiedenen Zubereitungen gehören zu den faser- und ballastreichen Gemüsesorten. Sie wirken günstig auf den Blutzuckerspiegel (Kapitel: Was sind Ballaststoffe?).

«Ein Gläschen in Ehren» –
Alkohol und Zuckerkrankheit

Muß ein Diabetiker ganz auf ein «Gläschen» verzichten? Nein. Der schlanke Diabetiker sollte sich ein Gläschen zu bestimmten Anlässen nicht verwehren. Dabei ist aber einiges zu beachten. Die meisten alkoholischen Getränke, wie Bier, süße Weine, Sekt, Liköre, enthalten bestimmte Zuckerarten. Die Getränke werden sehr schnell vom Magen-Darm-Trakt aufgenommen und führen zum raschen Blutzuckeranstieg. Diese kohlenhydratreichen alkoholischen Getränke sind ungeeignet für Diabetiker! Unbedenklich ist bei gewissen Anlässen ein Gläschen Korn, Wodka oder Weinbrand.

Der übergewichtige Diabetiker sollte jedoch beachten, daß Alkohol ein Energieträger mit hohem Brennwert ist. *1 g Alkohol enthält nahezu soviel Energie wie 1 g Fett.* Ein Liter Wein würde fast ein Viertel eines durchschnittlichen Tages-Energiebedarfs decken.

Da die Gewichtsabnahme beim übergewichtigen Diabetiker im Vordergrund steht, sollten alkoholische Getränke unter dem Gesichtspunkt der Energiezufuhr möglichst gemieden werden! Einige Beispiele für den Energiegehalt alkoholischer Getränke:

Eine Flasche Bier (0,5 l)	⟶	= ca. 950 kJ (225 kcal)
Ein kleines Glas Bier	⟶	= ca. 480 kJ (115 kcal)
Ein Glas Weinbrand	⟶	= ca. 210 kJ (50 kcal)
Ein Glas Weißwein	⟶	= ca. 315 kJ (75 kcal)

Vorsicht ist bei Patienten geboten, die blutzuckersenkende Tabletten einnehmen. Alkohol verstärkt die Wirkung der Medikamente. Mitunter kann es nach reichlichem Alkoholgenuß zur schweren Unterzuckerung kommen (Kapitel: Nebenwirkungen – die Unterzuckerung (Hypoglycämie). Alkohol hemmt die Zuckerbereitstellung in der Leber, d. h., reiner Alkohol führt zum Abfall des Blutzuckers.

Kaffee, Genußmittel, Gewürze

Es gibt keinen Grund, dem Diabetiker den Genuß von Kaffee wegen nachteiliger Wirkungen auf den Stoffwechsel zu untersagen. Eine Kochsalzbeschränkung ist in jedem Falle ratsam, da ein zu reichlicher Salzverzehr die Entwicklung eines Bluthochdrucks fördert.

Hirn	$\rightarrow$	Schlaganfall
Lunge	$\rightarrow$	Bronchitis
		Lungenkarzinom
Herzgefäße	$\rightarrow$	Verengung
		Infarktgefahr
Beingefäße	$\rightarrow$	Verengung
		Raucherbein
Magen	$\rightarrow$	Säure-Anstieg
		Geschwürgefahr

Abb. 11
Nikotinwirkungen

Die handelsüblichen Gewürze sind ohne Einfluß auf den Blutzucker.

Anders ist es mit dem Rauchen! *Nikotin ist wohl das gefährlichste Gefäßgift* für Diabetiker und für Nichtdiabetiker. Weiterhin begünstigt es die Entwicklung von Bluthochdruck und Arterienverkalkung. Nikotin und eine lange Zeit schlecht eingestellter Zuckerstoffwechsel fördern in gleicher Weise die vorzeitige Entwicklung einer Arterienverkalkung.

Rauchen und Diabetes sind deshalb eine gefährliche Kombination ungünstiger Einflüsse auf die Blutgefäße (Abb. 11).

Körperliche Aktivität und Zuckerstoffwechsel

Vermehrte Muskelarbeit bedeutet gesteigerter Energieverbrauch. Der Energielieferant ist die Glucose (Kapitel: Wesen der Zuckerkrankheit). Sie gelangt aus dem Blutkreislauf in das Muskelgewebe. Folglich sinkt der Blutzucker ab. Ein trainierter Muskel ist empfindlicher gegenüber der Insulinwirkung als die Muskulatur im Ruhezustand. Deshalb ist bei regelmäßiger Muskelaktivität der Insulineffekt ausgeprägter, d.h., mit weniger Insulin kann der Stoffwechsel verbessert werden. Es kommt zur Einsparung von körpereigenem Insulin, die insulinproduzierenden Zellen der Bauchspeicheldrüse werden geschont. Für den Energieverbrauch durch körperliche Aktivität seien einige Beispiele angeführt:

45 min Spazierengehen	⟶ ca.	340 kJ (80 kcal)
15 min Radfahren	⟶ ca.	1250 kJ (350 kcal)
60 min Dauerlauf	⟶ ca.	1850 kJ (440 kcal)
60 min Schwimmen	⟶ ca.	2300 kJ (550 kcal)

Neben einer entsprechenden Ernährung ist körperliche Bewegung eine wichtige Behandlungsmaßnahme des Typ II-Diabetes. Sie unterstützt gleichzeitig die Gewichtsabnahme, da der Energieverbrauch des Körpers gesteigert wird. Bei Patienten, die bereits blutzuckersenkende Tabletten einnehmen, kann häufig die Tablettenzahl reduziert oder sogar abgesetzt werden.
Neben dem Abfall des Blutzuckers hat regelmäßiges Training weitere erwünschte Wirkungen: Einschmelzen der Fettdepots, Senkung erhöhter Blutfettspiegel, Senkung des Blutdrucks, Verbesserung der Durchblutung und der Herz-Kreislauf-Leistung.
Es sind jedoch einige Dinge zu beachten, besonders im fortgeschrittenen Lebensalter. Bevor Sie körperlich aktiv werden, sollte unbedingt Ihr Arzt zu Rate gezogen werden. Durch eine Untersuchung muß festgestellt werden, in welchem Umfang und wie häufig sich ein Patient belasten darf. Das gilt besonders, wenn bereits Herz-Kreislauf-Erkrankungen bestehen.
Folgende Regeln sind zu beachten:
▶ Langsam beginnen und erst allmählich steigern. Zu Beginn sollte der Pulsschlag während der Belastung ca.

100–110 Schläge/min erreichen. Später kann auf eine

Pulsfrequenz von 120–135 Schläge/min gesteigert werden.

▶ Regelmäßigkeit rangiert vor Höchstleistung. Bewährt hat sich ein Training von zwei- bis dreimal wöchentlich von jeweils 30–40 min Dauer.

▶ Entscheiden Sie sich für eine Sportart, die Ihnen Freude macht. Nur dann werden Sie sich auch mit Spaß an der Sache regelmäßig betätigen. Geeignete Sportarten sind Schwimmen, Wandern, Laufübungen im Park, Gymnastik, Radfahren u. a.

▶ Ebenso geeignet ist regelmäßige Muskeltätigkeit in Form von Gartenarbeit, wie Rasenmähen u. a. Auch ausgedehnte Spaziergänge bedeuten im fortgeschrittenen Lebensalter vermehrte Muskeltätigkeit.

▶ Bei Patienten, die blutzuckersenkende Tabletten nehmen, kann es durch schwere körperliche Belastung zur Unterzuckerung (Hypoglycämie) kommen. Vorher den Arzt zu Rate ziehen!

Die Führung
des Stoffwechsels

Wann ist der Stoffwechsel
gut eingestellt?

Ein hoher Blutzucker macht gewöhnlich keine Beschwerden. Erst wenn er sehr stark ansteigt, droht die Gefahr eines *diabetischen Komas.* Dann besteht Lebensgefahr! Ist der Blutzucker über lange Zeit erhöht, so ergibt sich eine weitere Gefahr: Die Entwicklung von diabetischen Spätkomplikationen an den Augen, Nieren und am Nervensystem wird begünstigt. *Durch eine gute Einstellung des Blutzuckers kann den diabetischen Folgeschäden vorgebeugt werden.*

Ziel der Diabetesbehandlung ist es deshalb, den Blutzucker so normal wie möglich einzustellen. Die Werte sollten morgens, nüchtern unter 7,0 mmol/l liegen und nach dem Essen höchstens auf 9,0 mmol/l ansteigen. Der Urin soll glucosefrei sein. Das gilt besonders für Patienten im mittleren Lebensalter von etwa 40 Jahren.

Im fortgeschrittenen Lebensalter liegen die Blutzuckerwerte erfahrungsgemäß auch bei Stoffwechselgesunden höher. Deshalb stellt ein etwas höherer Blutzucker z. B. bei einem 70jährigen Patienten, keine große Gefahr dar. Wichtig ist es vor allem, daß keine Beschwerden bestehen, wie verminderte Leistungsfähigkeit, starker Durst, häufiges Wasserlassen, Infektionen der Haut und andere.

Ihr behandelnder Arzt wird mit Ihnen besprechen, welche
Blutzuckerwerte für Sie persönlich die richtigen sind.

Die Behandlungsziele legt der Arzt für jeden Patienten individuell fest:

▶ Dauerhaft gute Stoffwechseleinstellung. Bei Zuckerfreiheit des Urins ist ein wichtiges Behandlungsziel erreicht.

▶ Verhinderung von plötzlichen Stoffwechselentgleisungen (Diabetisches Koma).

▶ Normalisierung von Körpergewicht und Blutfettspiegel, wenn diese erhöht sind.

▶ Wohlbefinden und Freiheit von diabetischen Symptomen (Durst, Harndrang, Leistungsminderung u. a.).

▶ Verhinderung diabetischer Folgeschäden.

Die Stoffwechselentgleisung – das diabetische Koma

Eine starke Erhöhung des Blutzuckers (Hyperglycämie) kann verschiedene Ursachen haben, wie falsche Ernährung, Weglassen der blutzuckersenkenden Tabletten, zusätzliche Erkrankungen (z. B. Grippe) u. a. (Abb. 12). Zeichen einer Hyperglycämie, d. h. eines schlechten Stoffwechsels sind:

Durstgefühl und *steigende Trinkmengen*,
Mattigkeit, Leistungsschwäche,
Gewichtsverlust,
große Harnmengen.
Beim Auftreten dieser Symptome ist der Arzt aufzusuchen!
Aus der Hyperglycämie kann sich die schwerste Form der Stoffwechselentgleisung entwickeln, das diabetische Koma.
Die Hyperglycämie führt zur Harnzuckerausscheidung. Mit der Glucose verliert der Körper große Flüssigkeitsmengen (Kapitel: Zusammenhang zwischen Blutzucker und Harnzucker). Austrocknung und Verarmung an lebenswichtigen Mineralsalzen sind eine weitere Folge. Lebensgefahr entsteht durch eine Über-

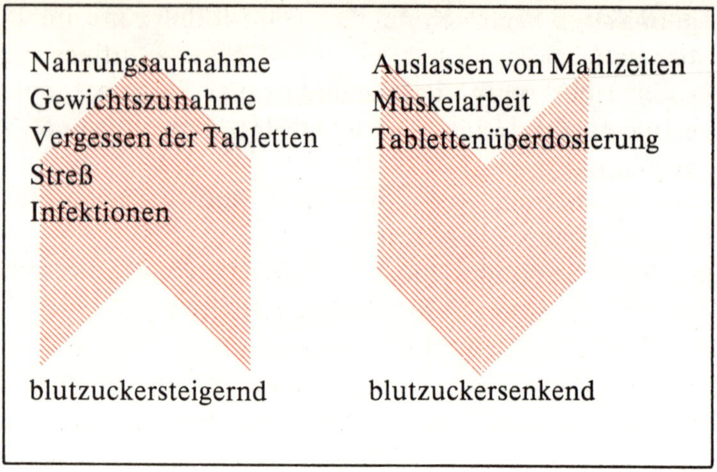

Nahrungsaufnahme	Auslassen von Mahlzeiten
Gewichtszunahme	Muskelarbeit
Vergessen der Tabletten	Tablettenüberdosierung
Streß	
Infektionen	
blutzuckersteigernd	blutzuckersenkend

Abb. 12
Ursachen des Blutzuckeranstiegs

säuerung des Blutes, infolge Anhäufung saurer Stoffwechselabfallprodukte (z. B. Aceton). Aceton tritt im Blut und Urin auf. Die Übersäuerung des Organismus führt zur Beeinträchtigung der Gehirnfunktion. Unter Umständen kommt es zur lebensbedrohlichen Bewußtlosigkeit. Das griechische Wort Koma bedeutet tiefer, fester Schlaf.

Es ist typisch, daß sich ein Koma nie ganz plötzlich, sondern innerhalb von mehreren Stunden und/oder Tagen entwickelt. Ein drohendes Koma kündigt sich meist durch vermehrten Durst, große Harnmengen, Abgeschlagenheit und Mattigkeit – die Zeichen einer Stoffwechselverschlechterung – an. Manchmal treten heftige Bauchschmerzen, Appetitlosigkeit, Übelkeit und Erbrechen auf.

Allmählich entwickelt sich Benommenheit.

Bei den ersten Anzeichen eines Komas ist es erforderlich, sofort den Arzt aufzusuchen. Als Erste-Hilfe-Maßnahme zu Hause sollte reichlich Flüssigkeit in Form von Mineralwasser oder Tee getrunken werden. Die Behandlung erfolgt im Krankenhaus.

54 Können Sie das diabetische Koma verhindern? *Ja!* Re-

gelmäßiges Wahrnehmen der Kontrolltermine im Labor und bei Ihrem behandelnden Arzt, sofortiges Aufsuchen des Arztes bei Zeichen einer Stoffwechselverschlechterung und Urinzuckerselbstkontrolle sind hier zu nennen.

Stoffwechselkontrolle und Arztkonsultation

In der DDR ist ein System zur medizinischen Betreuung von Diabetikern entwickelt worden, dessen Basis in jedem Kreis die Diabetesdispensairestellen bilden. Die Behandlung wird durch einen auf dem Fachgebiet Diabetologie besonders erfahrenen Arzt durchgeführt. Fürsorger, Schwestern und Laborpersonal stehen ihm zur Seite. In Abhängigkeit vom jeweiligen Verlauf der Krankheit legt der behandelnde Arzt für jeden Patienten die erforderlichen Termine fest. Die Befunde werden in ein *Kontrollheft* eingetragen. Es dient der gegenseitigen Information zwischen Diabetesarzt, dem Hausarzt und anderen Fachärzten, wenn Sie wegen anderer Erkrankungen in Behandlung sind. Werden Sie nur mit Diät allein behandelt, so kann die Stoffwechselkontrolle auch durch Ihren Haus- oder Betriebsarzt durchgeführt werden. Das hat den Vorteil, daß er Ihre «kleinen Sorgen und Nöte» oft besser kennt, als der Spezialist in der Diabetesambulanz. Beide aber arbeiten eng zusammen.

Um den Stoffwechsel zu überprüfen, gibt es prinzipiell zwei Möglichkeiten:

▶ Die Bestimmung des Blutzuckers. Aus dem Ohrläppchen oder der Fingerbeere werden einige Tropfen Blut entnommen und dann untersucht.

▶ Messung des Harnzuckers.

Weiterhin sollte regelmäßig in gewissen Abständen kontrolliert werden, ob sich diabetische Spätschäden entwickeln. Dazu gehören:

▶ Untersuchung des Augenhintergrundes durch einen Augenarzt.

▶ Untersuchung der Nierenfunktion. Eiweißprobe des Urins. Bestimmung des Kreatininspiegels im Blut.

▶ Untersuchung des Herzens (EKG) und der Pulse an den Füßen.

▶ Funktionsuntersuchungen des Nervensystems, möglichst durch einen Facharzt (Neurologen).

Was ist bei der Blutzuckerkontrolle zu beachten?

Gewöhnlich erfolgt im Labor der Diabetesdispensairestelle eine Kontrolle des Blutzuckers und eine Analyse des Harns auf Glucose, Aceton und Eiweiß.

Die Messung des Blutzuckers gibt an, wie hoch der Blutzuckerspiegel genau in diesem Moment ist. Am häufigsten wird der Blutzucker morgens, vor dem ersten Frühstück, d. h. unter Nüchternbedingungen kontrolliert. Soll jedoch die Belastbarkeit des Stoffwechsels überprüft werden, so geschieht das durch eine Blutzuckerbestimmung im Verlaufe des Tages. Die Messung des Blutzuckers $1\frac{1}{2}$–2 Stunden nach einer Mahlzeit läßt erkennen, ob der Stoffwechsel ausreichend kompensiert, d. h. ausgeglichen ist. Im Verlaufe des Vormittags, etwa 2 Stunden nach dem ersten Frühstück, sind die Blutzuckerwerte erfahrungsgemäß am höchsten.

Gelegentlich hört man in der Sprechstunde, daß einige Patienten zwei bis drei Tage vor dem Kontrolltermin beim Diabetesarzt «Fastentage» oder «Hafertage» durchführen. Die Kontrollwerte sollen besonders günstig ausfallen. All das sollten Sie vor einer Stoffwechselkontrolle nicht tun! Sie betrügen sich selbst.

Die Stoffwechselkontrollen werden nicht für Ihren Arzt, sondern für Sie selbst durchgeführt.

Die Untersuchung soll Ihnen Aufschluß geben, ob Ihre

Ernährungs- und Lebensgewohnheiten richtig sind. Der Sinn der Arztkonsultation besteht darin, gemeinsam mit Ihrem Arzt die Stoffwechselführung zu meistern.

Die Harnzuckermessung

Bei normalen Blutzuckerwerten ist der Urin glucosefrei. Wir haben gelernt, daß Glucose dann im Urin auftritt, wenn ein bestimmter Blutzuckerspiegel, die sog. *«Nierenschwelle für Glucose»* überschritten wird. Die Nierenschwelle kann von Tag zu Tag etwas unterschiedlich sein. Gewöhnlich ist Glucose erst im Urin nachweisbar, wenn der Blutzucker auf 8,0 oder 10,0 mmol/l ansteigt (Kapitel: Zusammenhang zwischen Blutzucker und Harnzucker).

Untersuchung des 24-Stunden-Sammelurins: Gewöhnlich wird im Labor der Diabetiker-Betreuungsstelle ein 24-Stunden-Sammelurin untersucht. Zu diesem Zweck muß 24 Stunden lang sämtlicher Urin in einem großen Gefäß, z. B. 2-Liter-Glas oder Uringlas aus der Apotheke, gesammelt werden. Beginnen Sie damit am Vortag des Untersuchungstermins. Wenn z. B. der Arzttermin am 26. 3. vormittags ist, so beginnen Sie mit dem Urinsammeln am 25. 3. vormittags.

Beachten Sie:

▶ den ersten Urin frühmorgens, der in der Nacht produziert wurde, schütten Sie weg;

▶ alle folgenden Blasenentleerungen des Tages und der folgenden Nacht schütten Sie in das Sammelgefäß;

▶ den ersten Morgenurin des folgenden Tages geben Sie zur Sammelmenge hinzu.

So erhalten Sie die Urinmenge über 24 Stunden.

Sie lesen jetzt auf der Meßskala des Sammelglases ab, wie groß die Menge ist, z. B. 1 400 ml. Wenn Ihr Sammelgefäß keine Skala hat, müßten Sie die Menge mit einem Meßglas ausmessen. Notieren Sie die Menge. 57

Eine Probe des Sammelurins (ca. 100 ml) füllen Sie in ein Laborgläschen, das sie in der Beratungsstelle erhalten. Das gefüllte Fläschchen und die Notiz über die Gesamtmenge bringen Sie dann zur Untersuchung mit. Daraus wird die Zuckerausscheidung eines ganzen Tages berechnet.

Die Messung des Harnzuckers gibt uns an, ob der Blutzuckerspiegel im Verlauf der Sammelperiode, d. h. während der 24 Stunden, oberhalb der Nierenschwelle gelegen hat.

Je höher *die Blutzuckerspiegel* während der Sammelperiode liegen, um so mehr Glucose erscheint im Urin. Eine Unterzuckerung ist mit einer Harnzuckerbestimmung allerdings nicht feststellbar.

Der Nachteil bei der Untersuchung eines 24-Stunden-Sammelurins besteht darin, daß man nicht ermitteln kann, zu welcher Tageszeit der Blutzucker hoch war. Auch ist es unter den Bedingungen eines Arbeitsalltages oft unbequem, den Urin über 24 Stunden zu sammeln.

Gute Informationen über die Güte des Stoffwechsels liefert die Harnzuckerbestimmung in Einzelportionen zu bestimmten Tageszeiten.

Untersuchung des Morgenurins: Die Untersuchung des ersten morgendlichen Urins gibt Auskunft über die Höhe des Blutzuckerspiegels während der gesamten vorangegangenen Nacht. Ist der Urin frei von Glucose, so lag der Blutzucker zwischen dem Zubettgehen und vor dem Frühstück unterhalb der Nierenschwelle, d. h. unter 8,0–10,0 mmol/l. Ist der Urin jedoch «Harnzucker positiv», so lag er darüber.

Untersuchung nach den Hauptmahlzeiten: Wichtig ist es zu wissen, ob der Blutzucker nach den Mahlzeiten nicht zu hoch ansteigt. Auch darauf kann die Untersuchung des Urins Antwort geben. Die Blase wird kurz vor den Hauptmahlzeiten in der Toilette entleert. Der Urin wird dann im Zeitraum von ca. zwei Stunden nach der Mahlzeit gesammelt. Ist im Nachmittagsurin

z. B. Glucose nachweisbar, so war der Blutzuckerspiegel nach dem Mittagessen erhöht.

Untersuchung des frischen Urins (Spoturin): Die Untersuchung des frisch gelassenen Urins gibt Auskunft, ob der Blutzucker in diesem Moment über der Nierenschwelle liegt. Dazu wird die Blase entleert, der Urin jedoch nicht gesammelt. Dann werden 1–2 Glas Wasser oder Tee getrunken, ca. 15 min gewartet, und die Blase wird erneut entleert. Dieser Urin wird gesammelt und untersucht. Ist der Urin «glucosefrei» oder sind im Urin nur «Spuren» nachweisbar, so lag der Blutzucker in der letzten Viertelstunde nicht über 8,0 bis 10,0 mmol/l. Ist der Urin «Harnzucker positiv», so lag der Blutzucker über der Nierenschwelle.

Wird eine Glucosurie, d. h. Harnzuckerausscheidung, nachgewiesen, so werden häufig die Begriffe *«Urinzucker positiv»* bzw. *«Harnzucker positiv»* verwendet.

Der Glucosegehalt des Urins wird in Prozent oder in Gramm angegeben. Die ausgeschiedene Glucosemenge läßt sich einfach errechnen:

$$\frac{\text{Harnzucker in } \% \times \text{Harnmenge in ml}}{100} = \frac{\text{Harnzucker}}{\text{in Gramm.}}$$

Beispiel:
Die Harnzuckerkonzentration im Urin beträgt 2 %.
In einer Sammelzeit von 12 Stunden betrug die Harnmenge 500 ml.

$$\frac{2 \times 500}{100} = 10 \text{ g,}$$

d. h., mit der Harnmenge von 500 ml wurden innerhalb von 12 Stunden 10 Gramm Glucose ausgeschieden.

Man kann die Angaben in Prozent oder Gramm auch in mmol/l umrechnen:
Harnzucker (%) $\times$ 55 = mmol/l
Harnzucker (g) $\times$ 5,5 = mmol pro Sammelperiode (z. B. 12 oder 24 Stunden)

Wenn keine Glucose im Urin nachweisbar ist, so steht im Kontrollheft oder auf dem Befundzettel *«Urinzucker negativ»* bzw. *«Harnzucker negativ»*. Bei einer guten Stoffwechseleinstellung ist der Urin glucosefrei, bzw. es sind nur «Spuren» von Glucose nachweisbar. Das entspricht etwa 0,1–0,5%.

Stoffwechselselbstkontrolle mit dem Harnzuckerteststreifen «Biophan G»

Die Untersuchung des Blutzuckers oder des Urins auf Glucose im Labor der Diabetiker-Betreuungsstelle gibt uns Antwort, wie der Stoffwechsel im Moment der Kontrolle war. Eine regelmäßige Untersuchung des Urins ist ein wichtiger Weg, Stoffwechselverschlechterungen oder gar schwere Entgleisungen frühzeitig zu erkennen. *Das können Sie selbständig mit dem Harnzuckerteststreifen «Biophan G» tun.* Besprechen Sie mit Ihrem Arzt diese Möglichkeit der Stoffwechselkontrolle. Sie ist einfach und für jeden Patienten schnell erlernbar.

Es reicht, zweimal wöchentlich den Urin 1–2 Stunden nach einer Hauptmahlzeit, vorzugsweise nach dem Frühstück, zu untersuchen.

Der Harnzuckerteststreifen «Biophan G» ist in einer Verpackung à 100 Teststreifen in der Apotheke erhältlich. Für Reisen oder für den Urlaub stehen auch anwenderfreundliche «Biophan G» Einzelstreifen zur Verfügung. Die Teststreifen sollten kühl und trocken (möglichst im Kühlschrank) aufbewahrt werden. Die Verwendbarkeit von 12 Monaten darf nicht überschritten werden. Danach reagieren die Streifen ungenau oder gar nicht mehr auf Harnzucker.

Die Handhabung des Biophan-G-Teststreifens ist einfach: Das kurze weiße Stück des Teststreifens unterhalb der gelben Indikatorzone wird durch kurzes Eintauchen oder Auftropfen mit Harn benetzt. Der Urin kann in einem Gefäß gesammelt werden. Die Benetzung des Streifens kann auch direkt im Harnstrahl erfolgen. Nach zwei Minuten wird die Farbe des Teststreifens mit der Farbskala verglichen.

Der Biophan-G-Teststreifen erlaubt keine quantitative Bestimmung des Harnzuckergehaltes, d. h., er gibt nicht an, wieviel Prozent Glucose im Urin enthalten ist. Die Ergebnisse der Harnuntersuchung können folgendermaßen beurteilt werden:

Farbe des Teststreifens	Beurteilung des Glucosegehalts im Urin	Höhe des Blutzuckers
gelb	negativ	normal oder unter der Nierenschwelle (meist unter 8,0−10,0 mmol/l)
hellgrün	Spuren (+)	normal oder gering über der Nierenschwelle
grün	schwach positiv (++)	oberhalb der Nierenschwelle (über 10,0 mmol/l)
dunkelgrün	positiv (+++)	hoch
grünblau	stark positiv (++++)	sehr hoch!

Der Biophan-G-Teststreifen ist sehr empfindlich. Wenn das Ergebnis «Spuren» anzeigt, entspricht das nur einer geringen Zuckerkonzentration von maximal 0,5%. *Der Stoffwechsel ist gut eingestellt, wenn der Urin nach den Mahlzeiten «Harnzucker negativ» ist bzw. wenn nur «Spuren» nachweisbar sind.*

Bei einer Grippe oder anderen Erkrankungen kann der Blutzucker ansteigen. In einer solchen Sondersituation sollten Sie Ihren Urin täglich untersuchen. Bei einem «positiven» Ergebnis ist der Arzt aufzusuchen.

Die Blutzuckerselbstkontrolle mit dem Teststreifen «Orwo-Analyt-B-Glucose»

Ein Teil der Typ II-Diabetiker wird mit blutzuckersenkenden Tabletten behandelt. Hier kann es gelegentlich zum starken Absinken der Blutzuckerwerte, zur Unterzuckerung, kommen (Kapitel: Nebenwirkungen – die Unterzuckerung – Hypoglycämie). Nach Absprache mit ihrem Arzt können Sie lernen, Ihren Blutzucker selbst mit einem Blutzuckerteststreifen, z. B. mit «Orwo-Analyt-B-Glucose», zu bestimmen.

Was ist der HbA_1-Wert?

Der Begriff «HbA_1-Wert» stellt eine Abkürzung für «glycosyliertes Hämoglobin» dar. Es handelt sich hierbei um eine Laboruntersuchung, mit der ein gewisser Anteil des roten Blutfarbstoffs (Hämoglobin), an den sich Glucose angelagert hat, bestimmt wird.
Was ist nun der Vorteil einer Bestimmung des HbA_1 gegenüber der Blutzuckerbestimmung? Die Bildung des HbA_1, also die Anlagerung der Glucose an das Hämoglobin, verläuft langsam. Eine einmalige, kurzzeitige Blutzuckererhöhung führt zu keiner nennenswerten Beeinflussung des HbA_1-Wertes. Treten jedoch wiederholt und über längere Zeit Phasen der Hyperglycämie auf, so steigt der HbA_1-Wert an. Je höher der Blutzucker ist, um so mehr Glucose verbindet sich mit dem Hämoglobin. Mit anderen Worten, hohe Blutzuckerwerte werden vom HbA_1 «gedächtnishaft» gespei-

chert. *Die Bestimmung des HbA₁ gibt Auskunft über die Stoffwechselqualität der vorangegangenen 6–8 Wochen.* Der HbA_1-Wert kann auch als «Langzeitgedächtnis» des Stoffwechsels bezeichnet werden. Folgende zwei Beispiele sollen den Wert dieser Untersuchungsmethode verdeutlichen:

– Bei einem Patienten war infolge eines Infektes die Diabeteseinstellung in den vergangenen 6 Wochen schlecht. Bei der ambulanten Kontrolluntersuchung wurde ein hoher HbA_1-Wert festgestellt, während der morgendliche Blutzuckerwert im Normbereich lag. Das kann jedoch nicht über die schlechte Stoffwechsellage hinwegtäuschen, da der erhöhte HbA_1-Wert die wahren Stoffwechselverhältnisse anzeigt.

– In einem anderen Falle war der Stoffwechsel in den vergangenen Wochen sehr gut. Regelmäßige Gartenarbeit und viel körperliche Bewegung führten zu einer günstigen Beeinflussung des Blutzuckers. Folglich war auch der HbA_1-Wert im Normalbereich. Am Tage der ärztlichen Untersuchung stellte sich bei dem Patienten Fieber ein, und es wurde ein hoher Blutzuckerwert gemessen. Dieser erhöhte Blutzucker könnte uns ein falsches Bild geben. Die Bestimmung des HbA_1-Wertes bestätigt uns jedoch die gute Stoffwechseleinstellung in den vergangenen Wochen.

Die Bestimmung des HbA_1 erfolgt aus dem Venenblut oder aus dem Blut der Fingerbeere. Sie ist zu jedem beliebigen Zeitpunkt des Tages möglich. Der Patient muß nicht nüchtern sein. Bei gutem Stoffwechsel liegt der HbA_1-Wert unter 8,0 %.

Die Behandlung mit Tabletten

Wir haben gelernt, daß die Grundlage einer jeden Behandlung der Zuckerkrankheit die Diabetikerkost darstellt. Erst wenn mit dieser Maßnahme die erhöhten Blutzuckerwerte nicht beeinflußbar sind, kann *zusätzlich* eine Verordnung von blutzuckersenkenden Tabletten erforderlich werden.

Erfolgreich ist eine Behandlung mit blutzuckersenkenden Tabletten allerdings nur dann, wenn die Diätregeln weiterhin berücksichtigt werden. Mit anderen Worten, es werden nicht Tabletten *anstelle* der Diabetikerkost verordnet! *Nur das Zusammenwirken der individuell berechneten Kost und der Medikamente garantiert die erwünschte Stoffwechselverbesserung.*

Tabletten zur Behandlung der Zuckerkrankheit bewirken auf unterschiedlichen Wegen eine Blutzuckersenkung. Die Voraussetzung für die Wirksamkeit dieser Medikamente ist eine noch *vorhandene Restfunktion der Bauchspeicheldrüse*, d.h., es muß noch eine gewisse Menge von körpereigenem Insulin produziert werden.

In der Fachsprache werden die blutzuckersenkenden Medikamente auch als orale Antidiabetika bezeichnet. Aufgrund der unterschiedlichen Wirkungsmechanismen werden zwei Gruppen von blutzuckersenkenden Tabletten unterschieden:

1. *Sulfonylharnstoffe (z. B. Maninil, Orabet)*
2. *Biguanide (Buformin retard)*

Der Arzt entscheidet, welche Tablettenart am besten zur Behandlung geeignet ist. Hierbei ist in erster Linie das Körpergewicht des Patienten von Bedeutung.

Wirkungsweise
von Sulfonylharnstoffen

Sulfonylharnstoffe fördern die Insulinproduktion der Bauchspeicheldrüse und verstärken die Freisetzung von gespeichertem Insulin. Besonders nach den Mahlzeiten, wenn der Blutzucker ansteigt, regen die Tabletten die Bauchspeicheldrüse zu einer Abgabe von Insulin an. Die Sulfonylharnstoffe können also *nicht das körpereigene Insulin ersetzen*, sondern lediglich die noch vorhandenen *körpereigenen Insulinreserven mobilisieren.*

Medikamente der Sulfonylharnstoffgruppe sind unter dem Handelsnamen *Maninil* und *Orabet* bekannt. Orabet wirkt nicht so stark wie Maninil. Anhand der Blutzucker- und Harnzuckerwerte entscheidet der Arzt, welche Tablettenart und in welcher Stärke im Einzelfall verordnet wird.

Die Tabletten sind gewöhnlich bis zu einer halben Stunde *vor* dem Essen einzunehmen, damit der Wirkstoff zum Zeitpunkt des Blutzuckeranstieges nach der Mahlzeit ausreichend zur Verfügung steht. Wichtig ist es, die Kohlenhydrate auf 5–6 Mahlzeiten pro Tag zu verteilen, da blutzuckersenkende Tabletten sonst zu einer Unterzuckerung führen können.

Bei übergewichtigen Diabetikern stellt die Behandlung mit Sulfonylharnstoffen einen Kompromiß dar. Wie wir wissen, sind bei diesen Patienten die Insulinspiegel im Blut häufig erhöht. Eine Verordnung von Sulfonylharnstoffen würde die Insulinausschüttung der Bauchspeicheldrüse weiter verstärken. Das kann zum verstärkten Hungergefühl führen, was die gewünschte Gewichtsabnahme erschwert.

Die Tablettendosis, d. h. *wieviel Tabletten pro Tag eingenommen werden sollen, verordnet der behandelnde Arzt.* Sie kann jedoch nicht unbegrenzt gesteigert werden. Die stärkste Stoffwechselwirkung wird mit einer Tagesdosis von 15 mg Maninil erzielt. Eine weitere Erhöhung der Tablettendosis wäre ohne Wirkung.

Nebenwirkungen –
die Unterzuckerung (Hypoglycämie)

Die Verträglichkeit der Sulfonylharnstoffe ist im allgemeinen gut. Nebenwirkungen werden kaum beobachtet. Orabet kann die Alkoholverträglichkeit herabsetzen.

Die häufigste unerwünschte Wirkung der Sulfonylharnstoffe ist eine übermäßige Blutzuckersenkung. Eine solche Unterzuckerung wird in der Fachsprache als *Hypoglycämie* bezeichnet.

Von einer Hypoglycämie spricht man bei einem Abfall des Blutzuckers unter einen kritischen Wert von 2,5 mmol/l. Das Gehirn wird nicht mehr ausreichend mit Zucker versorgt. Je nach Schweregrad der Unterzuckerung äußert sich eine Hypoglycämie verschiedenartig:

▶ Leichte Zeichen: Nervosität, Herzklopfen, Zittrigkeit, «weiche Knie», Schweißausbruch, Kribbeln, Kopfschmerzen, Heißhunger.

▶ Schwere Zeichen: Konzentrationsschwäche, Sprach- und Sehstörungen, Schläfrigkeit und Benommenheit, schließlich Bewußtlosigkeit als schwerste Form einer Hypoglycämie.

Manchmal stellt sich auch Reizbarkeit bis hin zum aggressiven Verhalten ein. Nicht ganz selten wird ein Diabetiker mit einer schweren Hypoglycämie mit einem Betrunkenen verwechselt. Nicht alle der genannten Zeichen treten gleichzeitig auf. Auch sind die Symptome von Patient zu Patient verschieden.

Jeder Diabetiker hat sein eigenes Schockerleben! *Nicht jeder Schock ist wie der andere!*

Bei einer Hypoglycämie gilt der Leitsatz: *Sofort behandeln.* Zeichen einer leichten Unterzuckerung behandelt man mit Obst, Fruchtsäften oder Keksen, Zwieback usw. Bei schweren Zeichen der Hypoglycämie hilft Traubenzucker (2–3 Tabletten) oder Würfelzucker (mindestens 2–4 Stück) am schnellsten. Jeder Patient, der mit Sulfonylharnstoff-Tabletten behandelt wird, sollte immer etwas Traubenzucker oder einige Kekse bei sich haben, um notfalls einer Hypoglycämie zu begegnen.

Eine schwere Hypoglycämie, die zur Bewußtlosigkeit führt, kommt bei einer Tablettenbehandlung selten vor. Tritt trotzdem ein solcher Fall ein, so ist folgendes zu tun:

▶ Atemwege freimachen und gegebenenfalls das künstliche Gebiß herausnehmen.

▶ Den Patienten in die stabile Seitenlage legen.

▶ Dem Patienten eine Tablette Traubenzucker in die Backentasche drücken.

Nie versuchen, einem Bewußtlosen zuckerhaltige Flüssigkeiten einzuflößen!

▶ Einen Arzt oder den Notarzt rufen.

Die Ursachen einer Hypoglycämie während einer Behandlung mit Sulfonylharnstoffen können vielfältig sein:

▶ Versehentliche Einnahme von zu vielen Tabletten;

▶ zu wenig oder keine Kohlenhydrate gegessen;

▶ außergewöhnlich starke und anhaltende körperliche Bewegung;

▶ Alkoholgenuß in größeren Mengen;

▶ Verstärkung des blutzuckersenkenden Effektes durch andere Medikamente (z. B. Acesal, Phenylbutazon u. a.).

Es besteht jedoch kein Grund, ständig vor einer Unterzuckerung Angst zu haben. Sie hat keine schädlichen Folgen, wenn man sie rechtzeitig erkennt und behandelt.

Wirkungsweise von Biguaniden

Im Gegensatz zu den Sulfonylharnstoffen verstärken die Biguanide nicht die Abgabe von Insulin aus der Bauchspeicheldrüse. Sie verbessern die Insulinwirkung, indem sie die Zuckerverbrennung in den Gewe-

67

ben steigern. Weiterhin wird die Glucoseneubildung in der Leber gehemmt, so daß weniger Glucose in den Blutkreislauf abgegeben wird. Schließlich verzögern diese Medikamente die Glucoseaufnahme im Magen-Darm-Kanal während des Verdauungsvorganges. Alle diese Wirkungen führen zum Blutzuckerabfall. Als weitere erwünschte Wirkungen sind zu nennen: Die Senkung erhöhter Blutfettspiegel und Unterstützung der Gewichtsabnahme.

Die Biguanide sind unter dem Handelsnamen *Buformin retard* bekannt. Der Arzt wird dieses Medikament vorwiegend bei übergewichtigen Diabetikern mit erhöhten Blutfettspiegeln verordnen. Als Nebenwirkungen können ein metallischer Mundgeschmack, Magen-Darm-Störungen (Appetitlosigkeit, Übelkeit, Magendruck) auftreten.

Der Diabetesarzt wird stets sehr genau prüfen, ob Buformin-Tabletten im Einzelfall nützlich sind oder nicht.

Beeinflussen andere Medikamente den Zuckerstoffwechsel?

Neben Medikamenten zur Behandlung der Zuckerkrankheit gibt es auch andere Arzneimittel, die den Zuckerstoffwechsel beeinflussen. Einige können den blutzuckersenkenden Effekt von Maninil-Tabletten verstärken. Andere wiederum beeinflussen den Stoffwechsel ungünstig.

Im höheren Lebensalter stellen sich häufig Herz-Kreislauf-Erkrankungen ein, so daß die Verordnung von Medikamenten erforderlich wird. Einige Beispiele dazu:

Die Arzneimittel der sog. Diuretika-Gruppe (z. B. Furesis, Disalunil u. a.) beeinflussen den Stoffwechsel negativ. Mit ihnen werden krankhafte Wassereinlagerungen des Körpers infolge von Herz- oder Nierenerkrankungen behandelt. In Kombination mit anderen

Arzneimitteln werden Diuretika auch bei Bluthochdruck verordnet.

Die sog. Glucocorticoide (z. B. Prednisolon-Tabletten) beeinflussen den Zuckerstoffwechsel ungünstig. Sie haben als hochwirksame Arzneimittel z. B. bei rheumatischen Erkrankungen, Lebererkrankungen, Allergien usw. eine große Bedeutung. Andere Arzneimittel, wie z. B. entzündungshemmende und schmerzlindernde Medikamente (z. B. Acesal, Mikristin, Phenylbutazon) können u. U. zusammen mit Maninil zu Hypoglycämien führen. Auch Medikamente, die die Blutgerinnung hemmen (z. B. Falithrom), zählen dazu.

Sprechen Sie mit Ihrem Diabetikerarzt über ihre Medikamente. Die Nebenwirkungen auf den Blutzucker sollten Sie kennen, um gegebenenfalls häufiger Ihren Harn mit einem Teststreifen auf Harnzucker zu untersuchen.

Wann kann eine Umstellung auf Insulin erforderlich werden?

Trotz jahrelang erfolgreicher Behandlung mit Tabletten kann es in einigen Fällen zum Nachlassen der Tablettenwirkung kommen. Die körpereigene Insulinreserve ist dann erschöpft. Auch durch eine Erhöhung der Tablettendosis kann kein Insulin mehr aus der Bauchspeicheldrüse freigesetzt werden.

Eine Umstellung auf Insulin wird erforderlich, wenn trotz aller Sorgfalt mit der Ernährung, der körperlichen Aktivität und der höchstzulässigen Tablettendosis, der Stoffwechsel nicht mehr einstellbar ist. Verständlicherweise zögern viele Patienten und versuchen, die erforderlich gewordene Insulinbehandlung immer wieder hinauszuschieben. Das jedoch birgt viele Gefahren in sich.

So kann z. B. ein Erkältungsinfekt oder eine andere

Erkrankung zu einer völligen Entgleisung des Stoffwechsels, bis hin zum lebensbedrohlichen diabetischen Koma führen.

Ein sehr hoher Blutzuckerwert verursacht häufig nur geringe Beschwerden, «macht keinen Schmerz». Auch deshalb fällt es dem Patienten schwer, die Notwendigkeit einer Insulinbehandlung einzusehen. Würden Sie aber zögern, sich einen Gipsverband anlegen zu lassen, wenn das Bein gebrochen ist? Sicher nicht, denn ein solcher Unfall bereitet Schmerzen. Wie für das gebrochene Bein der Gipsverband die richtige Behandlung ist, so ist in diesem Falle das Insulin die einzig richtige Therapie.

Je länger man eine erforderliche Umstellung auf Insulin hinausschiebt, um so schwerer gestaltet sich häufig die spätere Stoffwechselführung. Unseren langjährigen Erfahrungen zufolge, geht es allen Patienten nach der Insulinbehandlung sehr viel besser, und das Insulinspritzen wird problemlos beherrscht.

Begleiterkrankungen und Spätfolgen

Bluthochdruck

Sehr viele Typ II-Diabetiker leiden an einem Bluthochdruck, in der Fachsprache als *Hypertonie* bezeichnet. Häufig wird die Zuckerkrankheit überhaupt erst bei einer Untersuchung entdeckt, die wegen des erhöhten Blutdrucks durchgeführt wird. *Ein erhöhter Blutdruck fördert ebenso wie die Zuckerkrankheit selbst die Entstehung einer vorzeitigen Arterienverkalkung, auch Arteriosklerose genannt.* Ein unbehandelter Bluthochdruck stellt ein besonderes Risiko für einen Herzinfarkt, Schlaganfall u. a. Komplikationen dar.

Für den Diabetiker ist deshalb eine Normalisierung des Bluthochdrucks ebenso wichtig wie eine gute Stoffwechseleinstellung.

Erhöhte Blutfette (Hyperlipoproteinämie)

Zwischen Zucker- und Fettstoffwechsel besteht eine enge Beziehung. Nachdem Nahrungsfette im Magen-Darm-Kanal mit Hilfe von Verdauungssäften aufgespalten wurden, werden die Fettbausteine im Blut transportiert. Zu den wichtigsten Vertretern zählen das *Cholesterol* und die Neutralfette, auch *Triglyzeride* genannt. Sind ein oder beide Anteile im Blut erhöht, so sprechen wir von einer Fettstoffwechselstörung, in der Fachsprache als *Hyperlipoproteinämie* bezeichnet. Sie ist die häufigste Begleiterscheinung des Diabetes mellitus, kann jedoch auch als selbständiges Krankheitsbild vorkommen. *Hohe Cholesterol- und Triglyzeridspiegel fördern die Entwicklung einer vorzeitigen Arteriosklerose,* speziell an den Herzkranzgefäßen.

Die Normalisierung erhöhter Blutfettspiegel gehört mit zu einer guten Stoffwechseleinstellung.

Diabetische Gefäßschäden

Besteht ein Diabetes über lange Zeit mit einem schlechten Stoffwechsel, so können sich sog. Spätschäden einstellen. Dabei handelt es sich um Gefäßerkrankungen an den großen und kleinen Blutgefäßen. Es werden deshalb zwei Gruppen von Gefäßerkrankungen unterschieden:

▶ *Makroangiopathie* (makros = groß): Veränderungen an den mittleren und großen Blutgefäßen. Dazu gehören in erster Linie die Durchblutungsstörungen des Herzens und der unteren Gliedmaßen und des Gehirns.

▶ *Mikroangiopathie* (mikros = klein): Schädigung der kleinen und kleinsten Blutgefäße der Augen und Nieren. Die Folgeerkrankungen an den Augen werden deshalb als *diabetische Retinopathie* und an den Nieren als *diabetische Nephropathie* bezeichnet.

Herzinfarkt und Durchblutungsstörungen

Bei der Durchblutungsstörung an den mittleren und großen Blutgefäßen *(Makroangiopathie)* handelt es sich um eine Arteriosklerose, wie sie ebenso bei Nichtdiabetikern auftritt. Bei Diabetikern ist jedoch das Risiko deutlich erhöht.

Betrifft die Durchblutungsstörung die Herzkranzgefäße, so sprechen wir von der sog. *Angina pectoris.* Kommt es zum völligen Verschluß eines Herzkranzgefäßes oder eines Seitenastes, so kann es zum Gewebstod in dem entsprechenden Muskelbezirk, zum *Herzinfarkt,* kommen. Das Infarktrisiko für einen Diabetiker ist deutlich erhöht. Als Ursachen sind neben der Zuckerkrankheit selbst folgende Faktoren zu nennen:

▶ Bluthochdruck,

▶ erhöhte Blutfette,

▶ Nikotingenuß.

Kann man vorbeugen? *Ja!*

Eine gute Stoffwechseleinstellung, Normalisierung der Blutfette, Erreichen eines normalen Blutdruckes, Aufgeben des Zigarettenrauchens und körperlich aktiver werden – das ist der Weg, ein Herzinfarktrisiko zu reduzieren.

Häufig sind die unteren Gliedmaßen beim Diabetiker von Durchblutungsstörungen betroffen. Besonders ältere Diabetiker haben darunter zu leiden. Anfänglich klagen die Betroffenen über «Kältegefühl» und «Einschlafen» der Füße. Bei fortgeschrittener Durchblutungsstörung kommt es zu Spannungen und Krämpfen in den Waden. Schließlich muß man beim Spaziergang bzw. beim Treppensteigen pausieren, da sich Wadenschmerzen einstellen. Später treten sie bereits in Ruhe auf. Mit Hilfe verschiedener Untersuchungsmethoden (Oszillogramm, Rheogramm u. ä.) läßt sich das Ausmaß der Durchblutungsstörung exakt feststellen.

Wenn einige Regeln beachtet werden, kann man dem Fortschreiten einer Durchblutungsstörung entgegenwirken:

▶ Bestmöglichste Stoffwechseleinstellung und Normalisierung erhöhter Blutfette.

▶ Einen normalen Blutdruck erreichen.

▶ *Grundsätzliches Rauchverbot, weil Nikotin die größte Gefahr für die Verdickung und den Elastizitätsverlust der Blutgefäße darstellt.*

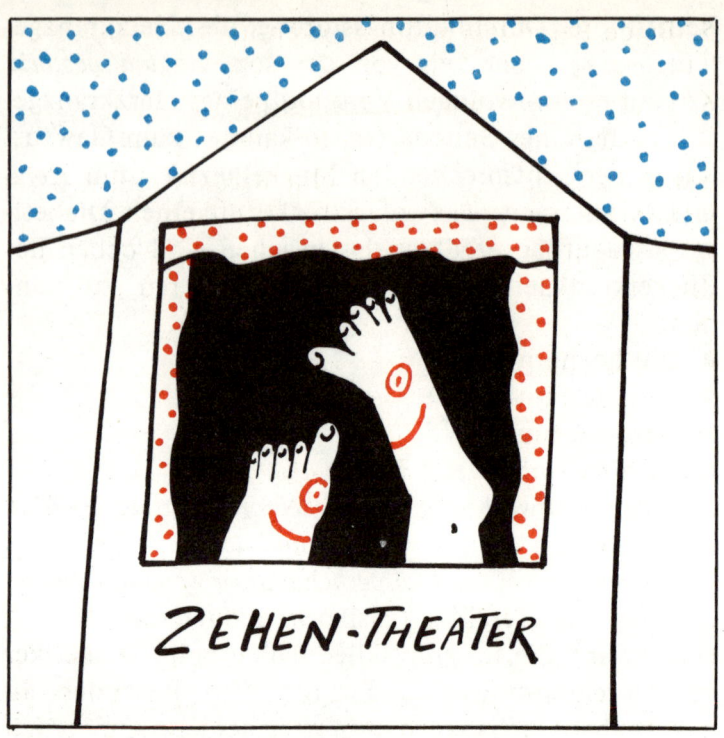

Abb. 13
Fußgymnastik

▶ Reichliche Bewegung und regelmäßige Fußgymnastik.

Durch einfache Fußgymnastik kann die Durchblutung und damit die Versorgung der Gewebe mit Sauerstoff und Nährstoffen verbessert werden. Im folgenden erhalten Sie einige Ratschläge zur Durchführung der Fußgymnastik.

Sie sitzen entspannt auf einem Stuhl und führen die nachfolgenden Übungen je 10–15mal durch:

1. Zehen krallen und strecken.
2. Abwechselnd den Vorfuß und die Ferse anheben.
3. Vorfuß kreisen lassen, wobei die Ferse auf dem Boden bleibt.
4. Ferse kreisen lassen, wobei der Vorfuß auf dem Boden bleibt.

5. Beide Beine locker ausstrecken und Fußspitzen he-
ben und senken.
6. Greifübungen mit den Zehen: Bleistift greifen oder
eine Zeitungsseite zerknüllen.

Sie stehen entspannt hinter einem Stuhl und stützen
sich mit beiden Händen auf der Stuhllehne. Die nachfolgenden Übungen sollen je 5mal durchgeführt werden:
1. Auf die Zehenspitzen stellen und zurückwippen.
2. Auf die Ferse stellen und zurückwippen.
3. Langsam in die Hockstellung gehen und wieder auf-
richten.
*Nehmen Sie sich täglich 10 Minuten Zeit für Ihre Füße –
es lohnt sich!*

Der Fuß des Diabetikers –
ein besonderes Problem!

Die Füße des Diabetikers sind aus mehreren Gründen
besonders gefährdet:
▶ Besteht eine diabetische Nervenstörung, so ist die
Wahrnehmungsempfindung für Druck, Schmerz und
Temperatur gestört. Druckstellen im Schuhwerk und
kleine Fußverletzungen werden nicht rechtzeitig er-
kannt.
▶ Bei vielen Diabetikern im fortgeschrittenen Alter
bestehen gleichzeitig Durchblutungsstörungen der
kleinen und großen Blutgefäße. Folglich heilen die
Wunden an Beinen und Füßen schlecht ab.
▶ Eine schlechte Stoffwechseleinstellung fördert die
Infektionsbereitschaft kleiner Wunden und verzögert
die Wundheilung an den Füßen.
Diese ungünstigen Voraussetzungen führen dazu, daß
die Füße eines Diabetikers besonders anfällig gegenüber Infektionen und Verletzungen sind. Kleinste Verletzungen durch schlecht sitzendes Schuhwerk oder
Unachtsamkeit bei der Fußpflege können eine Ein-

trittspforte für Bakterien darstellen. Die Wunden heilen schlecht, und das Risiko zur Ausweitung der Entzündung ist groß.

Die schwerste Komplikation wird in der Fachsprache als *Gangrän* («Zuckerbrand») bezeichnet. Dabei handelt es sich um abgestorbenes Gewebe, das sich infiziert hat. Eine andere Komplikation stellt das *Ulcus*, das Geschwür dar. Durch Druck und Entzündung ist das Gewebe zerstört worden. Es entsteht eine «offene Stelle» am Fuß, die gleichzeitig Eintrittspforte für Infektionserreger ist.

In ihrer schwersten Form können diese Komplikationen zur Amputation von Zehen oder des Fußes führen. Durch sachgerechte Pflege und Behandlung der Füße kann diesen schlimmen Folgen jedoch vorgebeugt werden.

Jeder Diabetiker muß deshalb gut über Füße und Fußpflege Bescheid wissen. Durch Beachten einiger Regeln können diabetesbedingte Fußschäden mit ihren schwerwiegenden Folgen weitgehend verhindert werden.

Regeln und Hinweise zur Fußpflege

▶ Auf das richtige Schuhwerk achten! Nur gutsitzende Schuhe kaufen. Das sog. «Einlaufen» der Schuhe vermeiden. Falls Sie Einlagen tragen, müssen diese so lang und breit wie der Schuh sein.

▶ Sie sollten regelmäßig Ihre Füße betrachten und nach Druckstellen oder kleinen Verletzungen suchen.

▶ Besteht eine diabetische Nervenschädigung, vermeiden Sie generell (auch in der Wohnung), barfuß zu laufen. Auch am Strand leichte Turnschuhe tragen. Sie schützen Ihre Füße so vor unbemerkten Verletzungen.

▶ Vermeiden Sie heiße Fußbäder, Wärmflaschen oder Heizkissen. Durch die gestörte Temperaturwahrneh-

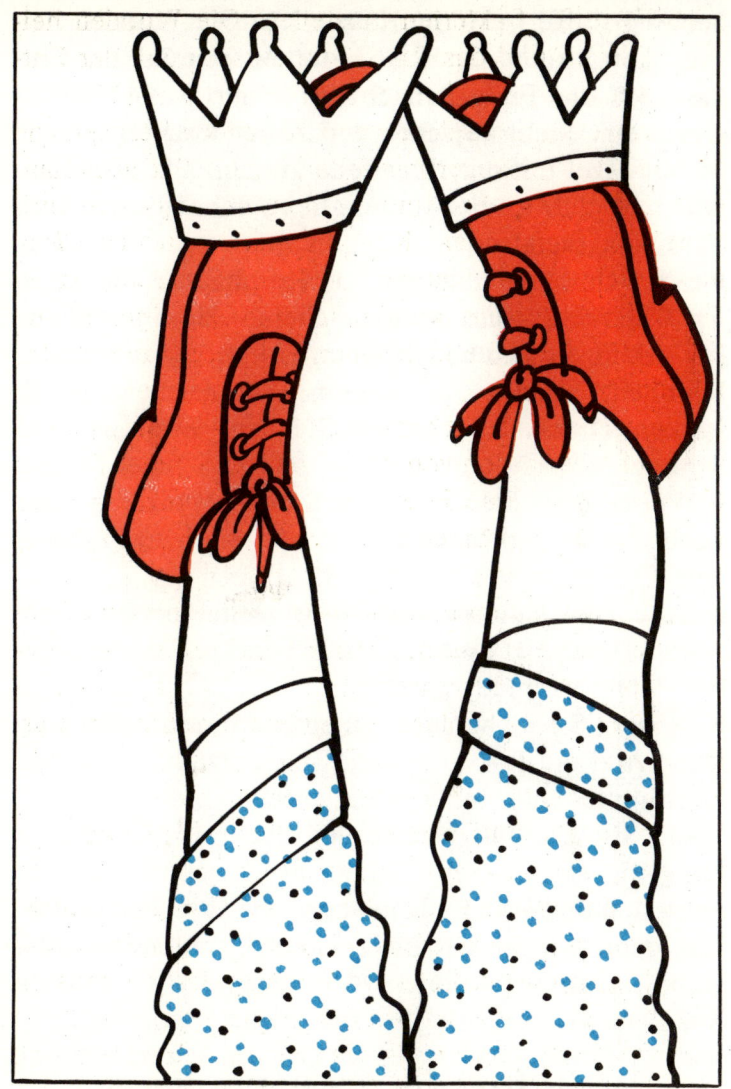

Abb. 14
Richtiges Schuhwerk

mung besteht die Gefahr von Verbrennungen. Ach-
tung: Die Füße im Sommer vor Sonnenbrand schützen!

▶ Täglich ein kurzes Fußbad nehmen (ca. 5 min). Das
Wasser sollte lauwarm sein. Prüfen Sie vor dem Fußbad die Wassertemperatur mit dem Ellenbogen. Ein zu

heißes Fußbad kann die Haut schädigen. Grundsätzliches Abtrocknen der Haut zwischen den Zehen! Kremen Sie die Füße danach mit einer Feuchtigkeitscreme ein. Nicht zwischen den Zehen kremen!

▶ Fußnägel mit der Nagelfeile kürzen. Die Nägel gerade und nicht zu tief kürzen. Beim Schneiden besteht Verletzungsgefahr.

▶ Vorsicht beim Abtragen von Hornhaut! *Keine scharfen Werkzeuge benutzen*, wie Scheren, Hornhauthobel, Rasierklingen. Am besten einen Fußpfleger aufsuchen. Hornhaut bedeutet immer ein Warnzeichen für zu starken Druck. Überprüfen Sie ihre Einlagen und Schuhe!

▶ Vermeiden Sie starke Schweißentwicklung und wechseln Sie täglich Ihre Strümpfe. Sie beugen damit dem Entstehen von Fußpilz-Infektionen vor.

▶ Auch die kleinste Verletzung sollte sorgfältig mit Alkohol gereinigt und desinfiziert und mit einem sterilen Tupfer verbunden werden.

▶ Zögern Sie nicht, auch bei einer kleinen Verletzung Ihren Arzt um Rat zu fragen. Eine entzündete Wunde muß immer vollständig ruhig gestellt werden.

Wenn Sie Ihre Blutzirkulation durch eine regelmäßige Fußgymnastik in Gang halten, das Zigarettenrauchen einstellen und Ihre Füße genauso wie Ihre Hände pflegen, dann tun Sie das Bestmögliche, um den diabetischen Fußkomplikationen vorzubeugen.

Die diabetische Augenschädigung (diabetische Retinopathie)

Ist der Stoffwechsel über lange Zeit schlecht eingestellt, kann es zu Durchblutungsstörungen der kleinsten Blutgefäße der Augen kommen. Es können sich krankhafte Gefäßaussackungen der Äderchen der Netzhaut bilden, sog. *Mikroaneurysmen*. Die Folge sind

Blutungen auf der Netzhaut oder sogar im Glaskörperraum des Auges. Das führt zu schwerwiegenden Sehstörungen.

Im frühen Stadium kann die diabetische Retinopathie erfolgreich mit Laserstrahlen behandelt werden. Der Eingriff ist für den Patienten kaum belastend und bietet gute Erfolgsaussichten. Zu den wichtigsten Behandlungsmaßnahmen zählt weiterhin die bestmögliche Stoffwechselführung. Durch eine *dauerhafte Normalisierung* der Blutzuckerwerte von *Beginn der Diabeteserkrankung* an, läßt sich der Entstehung der diabetischen Augenschäden weitgehend vorbeugen. Diabetiker sollten regelmäßig einmal im Jahr vom Augenarzt untersucht werden.

Diabetische Nierenschäden (diabetische Nephropathien)

Hierbei sind die kleinen und kleinsten Blutgefäße der Nieren geschädigt. Das kann zum Abfall der Nierenleistung führen.

Erste Hinweise für eine beginnende Nierenschädigung ist die Ausscheidung von bestimmten Eiweißprodukten im Urin, auch *Proteinurie* genannt. Häufig ist der Blutdruck erhöht. Schreitet die Erkrankung fort, so nimmt die Funktion der Nieren weiterhin ab. Es kommt zum Anstau von sog. harnpflichtigen Substanzen im Blut.

Eine bestmögliche Stoffwechseleinstellung und die Normalisierung eines Bluthochdruckes können ein Fortschreiten der diabetischen Nephropathie weitgehend verhindern. Das Erreichen von nahezu normalen Blutzuckerwerten von Beginn der Erkrankung an ist die wichtigste Maßnahme, dem möglichen Auftreten einer Nierenschädigung vorzubeugen.

Diabetische Nervenerkrankungen
(diabetische Neuropathien)

Die diabetische Nervenerkrankung oder Neuropathie ist ebenfalls eine Spätkomplikation der Zuckerkrankheit. Sie betrifft in erster Linie die «fühlenden» (sensiblen) Nerven an den Unterschenkeln und Füßen, aber auch die inneren Organe.

Häufigste Erscheinungsform der Neuropathie sind Empfindungsstörungen an Unterschenkeln und Füßen. Reizerscheinungen, Taubheitsgefühl, Fußbrennen, «Kribbeln» und nächtliche Schmerzanfälle in den Beinen stehen im Vordergrund. Der Patient verliert allmählich das Gefühl für Druck, Schmerz und Temperatur.

Durch eine gute Stoffwechseleinstellung und gegebenenfalls zusätzliche Medikamente lassen sich die Beschwerden lindern.

Infektionen

Diabetiker sind gegenüber Infektionen stärker gefährdet als Stoffwechselgesunde. Die Ursache ist eine allgemeine Abwehrschwäche des Organismus infolge einer beeinträchtigten Funktion der weißen Blutkörperchen. Das ist auf die hohen Blutzuckerwerte zurückzuführen. Weiterhin begünstigt die diabetische Stoffwechsellage ein Pilzwachstum auf Haut und Schleimhäuten. Chronische Entzündungen der Harnwege und der Nieren kommen bei Diabetikern häufiger vor.

Ein gut eingestellter Stoffwechsel ist eine wichtige Voraussetzung für jeden Heilerfolg, gleichgültig, ob es sich um eine Harnwegsinfektion oder eine infizierte Wunde am Fuß handelt.

Der Diabetiker im Beruf

Bei Diabetikern, die kein Insulin spritzen, ist die Krankheit in der Regel nach jahrelanger Ausübung des Berufes aufgetreten. Ist der Stoffwechsel durch eine alleinige Diätbehandlung zu führen, so ergeben sich in keiner Weise Einschränkungen für die Berufsausübung. Auch für eine Tablettenbehandlung trifft das zu. Bei der Einnahme von Maninil-Tabletten ist jedoch zu beachten, daß es durchaus einmal zu einer Hypoglycämie kommen kann. Einschränkungen im Beruf oder gar ein Berufswechsel gibt es auch bei diesen Patienten nicht. Ungeeignet sind sicher Berufe, die mit dem Verkosten von Speisen verbunden sind, wie Koch, Bäcker u. a.

Fahrtauglichkeit und Straßenverkehr

Für das Führen von Kraftfahrzeugen gelten die in den Verfügungen und Mitteilungen des Ministeriums für Gesundheitswesen Nr. 5 vom Juli 1982 festgelegten Regelungen. Für Diabetiker, die kein Insulin spritzen, ergeben sich keine Einschränkungen hinsichtlich der Verkehrstauglichkeit. Voraussetzung für das Führen von Kraftfahrzeugen ist jedoch immer ein gut eingestellter Stoffwechsel. Müssen neben der Diabeteskost zusätzlich Maninil-Tabletten verordnet werden, so kann sich in den ersten Behandlungswochen eine Einschränkung der Fahrtauglichkeit ergeben.

Patienten, die mit Maninil-Tabletten behandelt werden, sollten stets an die Möglichkeit einer Hypoglycämie denken. Eine derartige Unterzuckerung des Gehirns beeinträchtigt die Reaktionsfähigkeit und damit auch die Fahrtauglichkeit. Deshalb: *Bei geringsten Zeichen einer Hypoglycämie keine Fahrt antreten.* Einschränkungen der Fahrtauglichkeit können sich beim Vorliegen von diabetischen Augenkomplikationen ergeben. Auch aus diesem Grunde ist eine regelmäßige augenärztliche Untersuchung erforderlich.

Der Diabetikerausweis sollte stets mitgeführt werden. Im Falle von Unfällen oder Notsituationen erhalten der Arzt oder andere Personen notwendige Informationen für die Erste Hilfe.

Sozialmedizinische Fragen

Ein Diabetiker muß regelmäßig zur Stoffwechselkontrolle in das für ihn zuständige Diabetesdispensaire kommen. Nach dem Arbeitsgesetzbuch ist festgelegt, daß die Betriebe Regelungen für die Wahrnehmung der ärztlichen Untersuchungen durch Verlagerung der Arbeitszeit finden müssen. Ist allerdings eine Arbeitszeitverlagerung nicht zumutbar, so ist eine Freistellung während der Arbeitszeit möglich. Durch die erweiterte Durchführung von Früh-, Spätsprechstunden und Sonnabendsprechstunde hat das Gesundheitswesen Möglichkeiten für den Arztbesuch ohne Arbeitszeitausfall geschaffen.

Diabetiker erhalten monatlich eine finanzielle Beihilfe von 13,– M, wenn das durchschnittliche Bruttoeinkommen 800,– M nicht übersteigt.

Darüber hinaus erhalten Diabetiker einen steuerfreien Betrag von 50,– M. Ist in Abhängigkeit vom Krankheitsverlauf ein Gesundheitsschaden eingetreten, kann ein steuerfreier Betrag von 70,– M gewährt werden.

In Abhängigkeit vom Krankheitsbild und dem eventuellen Vorhandensein von sogenannten Spätkomplikationen kann ein Beschädigtenausweis ausgestellt werden.

Dazu gibt es zentrale Empfehlungen, wobei der behandelnde Arzt in jedem Einzelfall eine sehr sorgfältige Entscheidung treffen wird.

Wird in besonderen Fällen eine Invalidisierung erforderlich, so besteht die Möglichkeit, im Lohndrittel dazuzuverdienen.

In der DDR wurden für Diabetiker spezielle Sanatorien zur Kurbehandlung geschaffen. Derartige Sanatorien befinden sich in Rheinsberg, Saalfeld, Bad Berka und in Schielo (Harz). Darüber hinaus stehen eine Reihe von Ferienheimen an der Ostsee und in Thüringen zur Verfügung.

Gesetzliche Bestimmungen und Anordnungen

Beihilfezahlung

Verordnung über die Gewährung einer Beihilfe für Tuberkulose-, Geschwulst- und Zuckerkranke vom 28. Mai 1958
GBl. I Nr. 36 v. 29. 5. 1958, S. 445–446

Anweisung über die Gewährung einer Beihilfe für Tuberkulose-, Geschwulst- und Zuckerkranke vom 23. August 1958
Verf. u. Mitt. des MfG Nr. 10 v. 30. 10. 1958, S. 7

Anweisung Nr. 2 über die Gewährung einer Beihilfe für Tuberkulose-, Geschwulst- und Zuckerkranke vom 22. Januar 1969
Verf. u. Mitt. des MfG Nr. 3 v. 21. 2. 1969, S. 9

Anweisung über die Gewährung der Beihilfe für Tuberkulose-, Geschwulst- und Zuckerkranke an Kämpfer gegen den Faschismus und Verfolgte des Faschismus (VdN) vom 9. April 1974
Verf. u. Mitt. des MfG Nr. 7 vom 9. 5. 1974, S. 40

Verordnung über Leistungen der Sozialfürsorge – Sozialfürsorgeverordnung – vom 23. November 1979
GBl. I Nr. 43 v. 19. 12. 1979, S. 422–423

Vereinbarung zwischen dem Ministerium für Gesundheitswesen und dem FDGB-Bundesvorstand – Verwaltung der Sozialversicherung – über die Rationalisierung der Auszahlung von Beihilfen für Zuckerkranke

an Empfänger von Renten der Sozialversicherung vom 19. Mai 1981
Verf. u. Mitt. des MfG Nr. 5 v. 24. 6. 1981, S. 73–75

Steuerermäßigung

Information des Ministeriums für Finanzen Nr. 4/1966 v. 10. 7. 1966

Anweisung zur Vereinfachung der Antragstellung auf Gewährung eines steuerfreien Betrages für Diabetiker vom 30. Juli 1976
Verf. u. Mitt. des MfG Nr. 9 v. 24. 8. 1976, S. 43–44

Anweisung Nr. 1/1985 des Ministeriums für Finanzen über die Gewährung einer Steuerermäßigung für Handwerker und Gewerbetreibende sowie andere selbständige Bürger, die an Diabetes erkrankt sind, vom 2. Januar 1985

Beschädigtenausweis

Anordnung Nr. 2 über die Anerkennung als Beschädigte und Ausgabe von Beschädigtenausweisen – Umtausch der Beschädigtenausweise – vom 18. Juli 1979
GBl. I Nr. 33 v. 15. 10. 1979, S. 315–319

Beruf

Anordnung über die Bewerbung um eine Lehrstelle – Bewerbungsordnung – vom 5. Januar 1982
Anlage zu vorstehender Verordnung: Unterstützung von Schulabgängern mit physischen oder psychischen Schädigungen gemäß § 4 Abs. 4
GBl. I Nr. 4 v. 11. 2. 1982, S. 100

Hinweise zur Berufswahl für Schüler mit Diabetes mellitus (Zuckerkrankheit)
Information zur Berufsberatung, hrsg. v. Zentralinstitut für Berufsbildung der DDR 1986

Kraftfahrzeugtauglichkeit

Verordnung über die Zulassung zum Straßenverkehr (Straßenverkehrs-Zulassungs-Ordnung – StVO) vom 26. November 1981
GBl. I Nr. 1 v. 14. 1. 1982, S. 6–11

Richtlinie für medizinische und psychologische Untersuchung und Beurteilung von Kraftfahrzeugführern vom 5. Mai 1982
Verf. u. Mitt. des MfG Nr. 5 v. 23. 7. 1982, S. 57–58, Absatz III Fachgebiet Innere Medizin, S. 62–65

Kuren und Feriengestaltung

Anweisung zur Einführung eines neuen einheitlichen Datenträgers für die Datenverarbeitung im Kur- und Bäderwesen vom 1. November 1981
Verf. u. Mitt. des MfG Nr. 10 v. 4. 12. 1981, S. 124

s. a. Grundsätze zur Weiterentwicklung der Bekämpfung des Diabetes mellitus vom 22. Juni 1984
Verf. u. Mitt. des MfG Nr. 7 v. 20. 8. 1984, S. 92

Verpflegungssatz

Anweisung des MfG zur weiteren Verbesserung der Verpflegung in Krankenhäusern, Kureinrichtungen sowie Mütter- und Säuglingsheimen vom 18. November 1985

Pflegegeld/Pflegeheim

Verordnung über die Gewährung und Berechnung von Renten der Sozialversicherung – Rentenverordnung – vom 23. November 1979 Abs. III Pflegegeld, Blindengeld und Sonderpflegegeld
GBl. I Nr. 43 vom 19. 12. 1979, S. 409–410

Anweisung zur weiteren Verbesserung der medizinischen, sozialen und kulturellen Betreuung der Bewohner von staatlichen Feierabend- und Pflegeheimen vom 14. Oktober 1974
Verf. u. Mitt. des MfG v. 7. 11. 1974, S. 151–152

Grundsätze zur Weiterentwicklung der Bekämpfung des Diabetes mellitus

Anweisung zur weiteren Erhöhung der Qualität und Effektivität der Diabetikerbetreuung vom 22. Juni 1984
Verf. u. Mitt. des MfG Nr. 7 v. 20. 8. 1984, S. 89–92